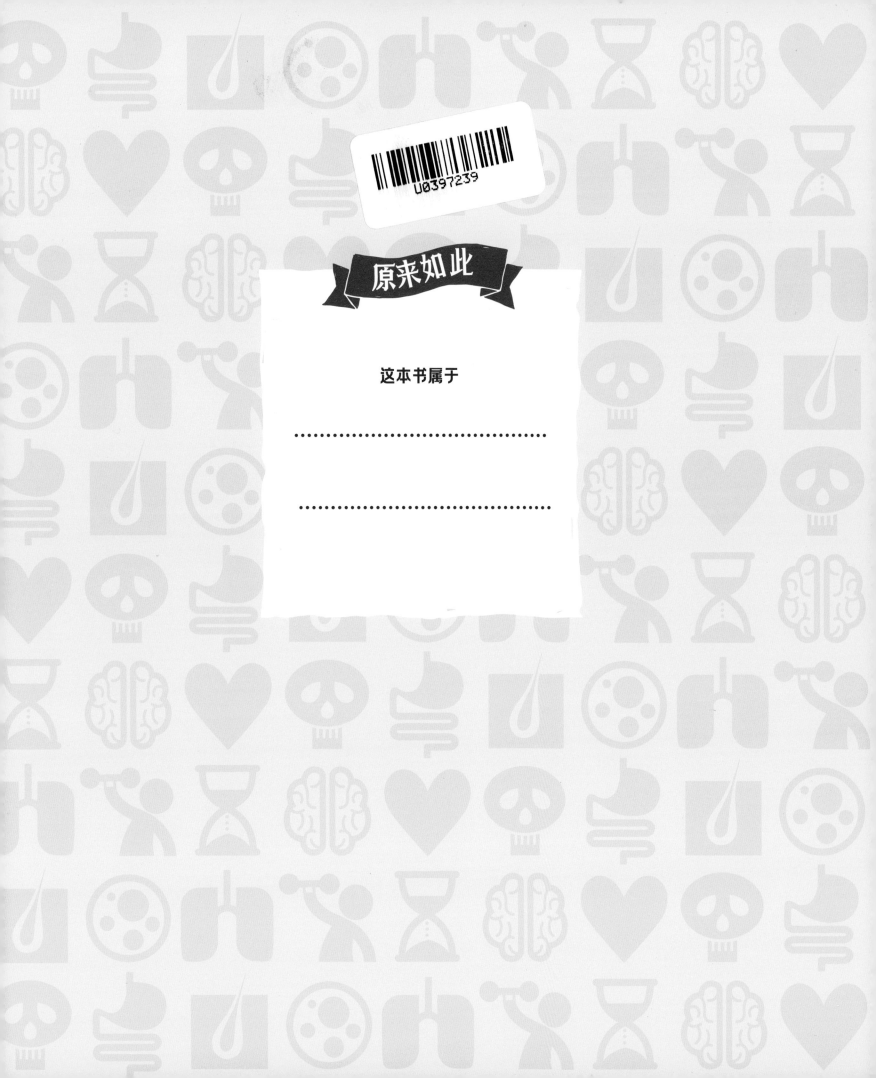

原来如此

这本书属于

....

....

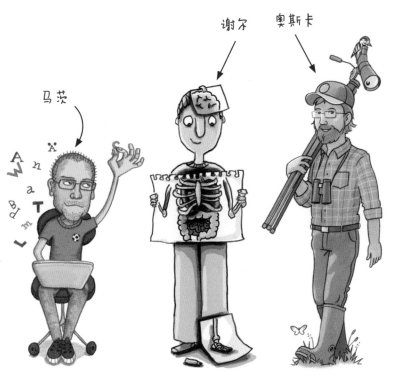

马茨

谢尔

奥斯卡

安德斯

菲莉帕

马茨·文布拉德
本书作者。

　　当我在写书的时候，身体的活动非常有限。工作最繁重的其实是屁股，因为我一直坐着。当然还有大脑，它不仅要想出文字、决定用词，还要控制手指敲打正确的键。大脑是怎样控制手指的？这只是这本书里成千上万个知识中的一个。我的这幅肖像是耶安内特·米尔德画的。

谢尔·托尔松
为"血液和心脏""大脑和感官"这两个章节创作了插画，还画了全书最后的那幅身体图。

　　这本书里我最喜欢的就是杀手T细胞！它可以把生病的细胞摔倒在地，给邪恶的病毒以冲拳。另外，最有趣的是我们能坐着公共汽车进入血液系统，近距离地去看动脉和毛细血管，然后待在那里吃个热狗。咦，我们真的能做到吗？

奥斯卡·荣松
为"肌肉""呼吸和肺"这两个章节创作了插画，还画了"以前的身体"和"未来的身体"两部分。

　　几个小朋友在建造身体的那张插画是我画的。你觉得仿真机器人可行吗？我认为身体就像一个朋友一样，我们得花一辈子的时间去认识它。虽然我还不知道为什么，但当"我们"——我和我的身体——来到户外，跑步或是观察鸟儿的时候，"我们"感到最快乐！

安德斯·尼贝里
为"骨骼""细胞和基因""年轻和衰老""发现者"这四个章节创作了插画。带你浏览这本书的那个导游也是他画的。

　　身体的各个部位都是值得拥有的。比如脚，走路的时候就很用得着。不过我最开心的应该是拥有眼睛、耳朵和手——这样我们就可以画画、读书和演奏音乐了。

菲莉帕·维德隆德
为"食物的旅程"和"皮肤、毛发和指甲"这两个章节创作了插画。

　　小学五六年级的时候，我被人叫作"骷髅架"，戴着厚厚的眼镜，箍着牙套，梳着长长的辫子，希望大家都不要看到我。但我很擅长画画、思考和写作，所有人都喜欢我画的画。多亏了这个给我带来麻烦的身体，长大后我才成了画家！跟我们的身体交朋友吧，不管它是什么样子的，它总有自己擅长的方面！

图书在版编目（CIP）数据

人是怎样运转的？ /（瑞典）马茨·文布拉德著；（瑞典）奥斯卡·荣松等绘；徐昕译. -- 北京：北京联合出版公司，2020.7
ISBN 978-7-5596-3674-4

Ⅰ.①人… Ⅱ.①马… ②奥… ③徐… Ⅲ.①人体—儿童读物 Ⅳ.①R32-49

中国版本图书馆CIP数据核字(2019)第210187号

Så Funkar det!: Kroppen inifrån och ut

text by Mats Wänblad
Illustrated by Oskar Jonsson,Anders Nyberg,
Kjell Thorsson,Filippa Widlund

Text © Mats Wänblad,2017
Illustrations © Oskar Jonsson p.6–7,18–25,36–43,
90–91;2017
Anders Nyberg p.10–17,50–55,80–89,96–98;2017
Kjell Thorsson p.8–9,26–35,66–79,99–101;
Filippa Widlund p.44–49,56–65,2017
Fact checker:Katarina Nordqvist,Nobelmuseet
First published by Bonnier Carlsen Bokförlag,Stockholm,
Sweden.Published in the Simplified Chinese language by
arrangement with Bonnier Rights,Stockholm,Sweden
Simplified Chinese edition copyright © 2020 by
United Sky(Beijing)New Media Co.,Ltd.
All rights reserved.

北京市版权局著作权合同登记号 图字：01-2020-3090 号

选题策划	联合天际
出品人	赵红仕
特约编辑	毕婷 李嘉
责任编辑	崔保华
专家审读	张路
装帧设计	浦江悦

出　版	北京联合出版公司 北京市西城区德外大街83号楼9层 100088
发　行	北京联合天畅文化传播有限公司
印　刷	雅迪云印（天津）科技有限公司
经　销	新华书店
字　数	230千字
开　本	889毫米×1194毫米 1/12 8.5印张
版　次	2020年7月第1版 2020年7月第1次印刷
ISBN	978-7-5596-3674-4
定　价	148.00元

CHAPTER3

本作品简体中文专有出版权经由
Chapter Three Culture独家授权。

未小读
UnRead Kids
和世界一起长大

未读 CLUB
会员服务平台

本书内容经
诺贝尔博物馆
审订
www.nobelmuseum.se

给所有充满好奇心的人

人是怎样运转的？

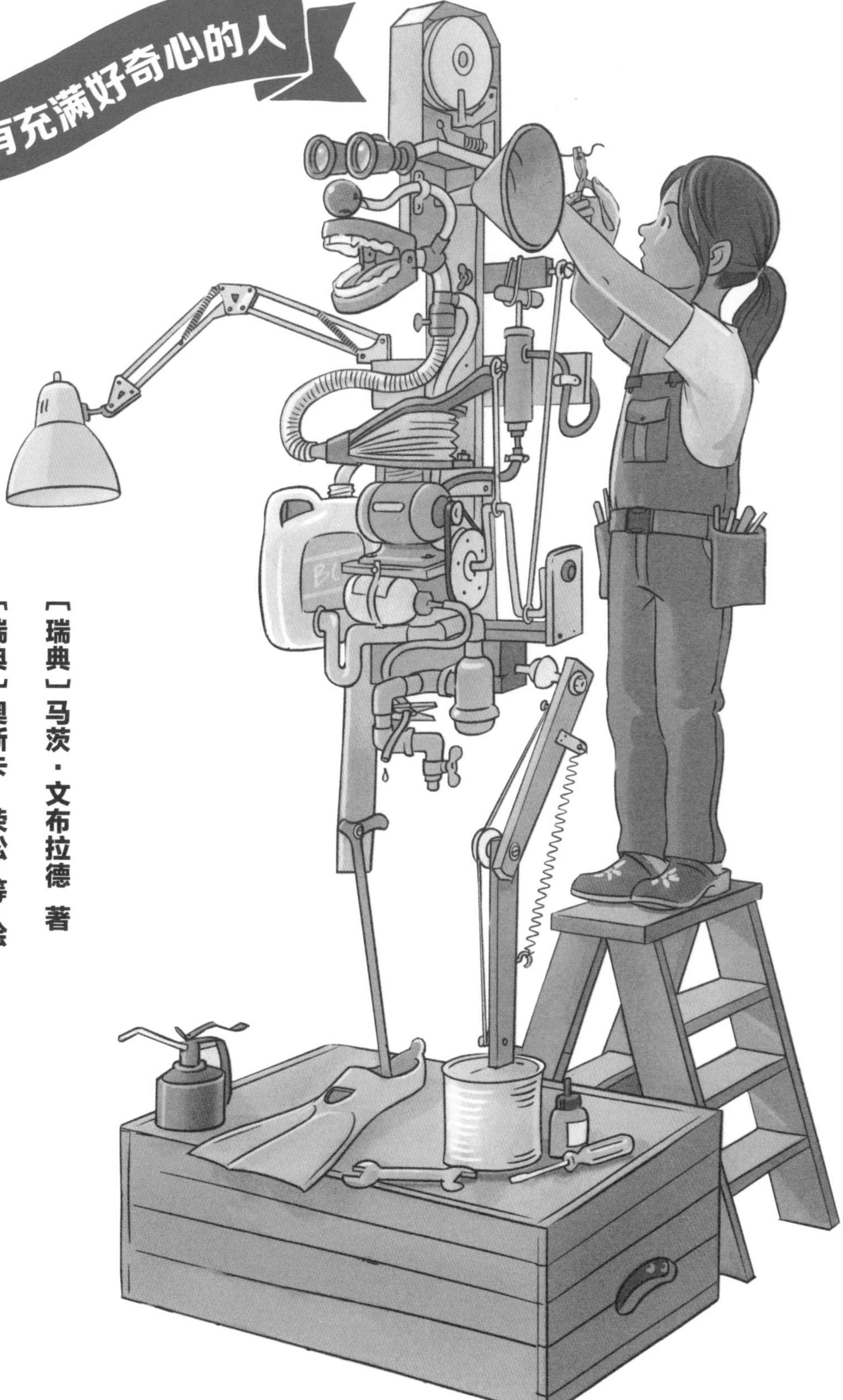

〔瑞典〕马茨·文布拉德 著

〔瑞典〕奥斯卡·荣松 等 绘

徐昕 译

未小读
UnRead Kids

北京联合出版公司
Beijing United Publishing Co.,Ltd

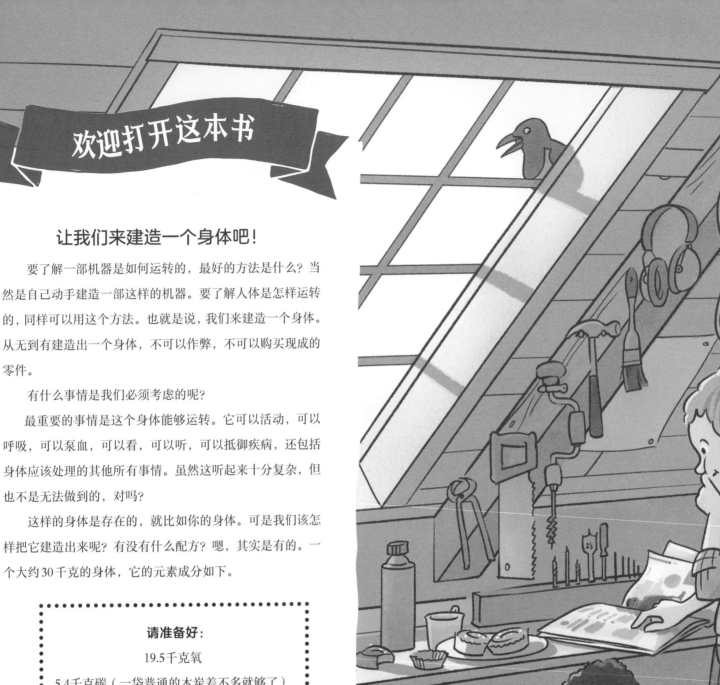

欢迎打开这本书

让我们来建造一个身体吧！

要了解一部机器是如何运转的，最好的方法是什么？当然是自己动手建造一部这样的机器。要了解人体是怎样运转的，同样可以用这个方法。也就是说，我们来建造一个身体。从无到有建造出一个身体，不可以作弊，不可以购买现成的零件。

有什么事情是我们必须考虑的呢？

最重要的事情是这个身体能够运转。它可以活动，可以呼吸，可以泵血，可以看，可以听，可以抵御疾病，还包括身体应该处理的其他所有事情。虽然这听起来十分复杂，但也不是无法做到的，对吗？

这样的身体是存在的，就比如你的身体。可是我们该怎样把它建造出来呢？有没有什么配方？嗯，其实是有的。一个大约30千克的身体，它的元素成分如下。

请准备好：

19.5千克氧

5.4千克碳（一袋普通的木炭差不多就够了）

3千克氢

1千克氮

300克磷

450克钙

然后，我们还需要一点铁、铜、碘、锰、硒、锌、钾、硼、钠和镁，刚好凑够30千克。

你全都准备好了吗？

很好，那我们就开始动手吧。

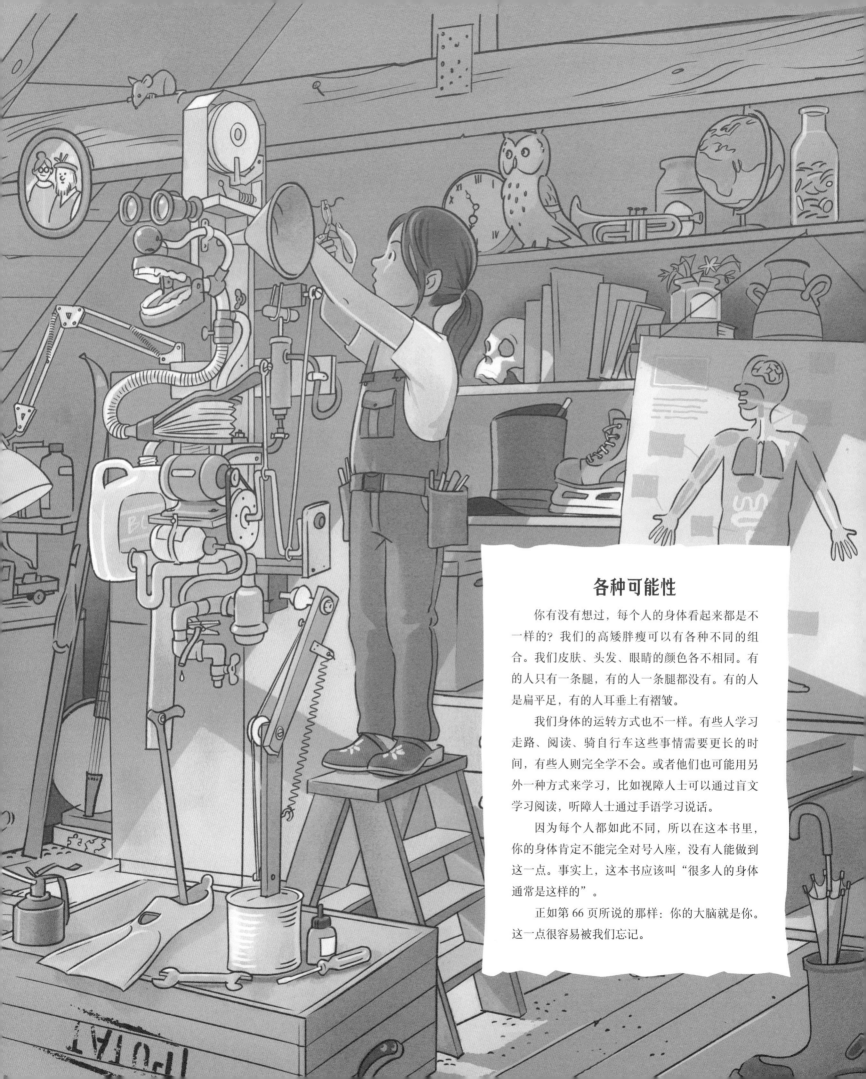

各种可能性

你有没有想过，每个人的身体看起来都是不一样的？我们的高矮胖瘦可以有各种不同的组合。我们皮肤、头发、眼睛的颜色各不相同。有的人只有一条腿，有的人一条腿都没有。有的人是扁平足，有的人耳垂上有褶皱。

我们身体的运转方式也不一样。有些人学习走路、阅读、骑自行车这些事情需要更长的时间，有些人则完全学不会。或者他们也可能用另外一种方式来学习，比如视障人士可以通过盲文学习阅读，听障人士通过手语学习说话。

因为每个人都如此不同，所以在这本书里，你的身体肯定不能完全对号入座，没有人能做到这一点。事实上，这本书应该叫"很多人的身体通常是这样的"。

正如第 66 页所说的那样：你的大脑就是你。这一点很容易被我们忘记。

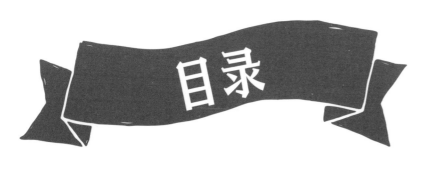

目录

如果你对身体的某个部位特别感兴趣，或者你想找到你以前读过的特别有意思的章节，目录可以给你提供一些帮助。不过记住，每个章节都有好几页。

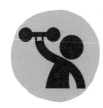

呼吸和肺

呼吸很重要，这一点大家都知道。可是它为什么重要呢？人为什么总是在呼吸？

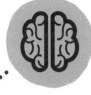

大脑和感官

一个没有大脑和感官的身体是没有意义的，那还称得上是一个人吗？

血液和心脏

一颗咚咚跳动的心脏，还有什么比它更能象征生命呢？可是心脏泵血这件事为什么那么重要呢？

折页

食物的旅程

你每天都会吃很多次东西、喝很多次水。可你知道这到底是为了什么吗？从餐盘到厕所，这中间发生了什么事情？

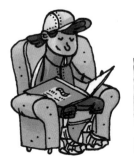

书里出现这个箭头的时候，意思是请你接着往下读。不多说了，让我们开始吧！

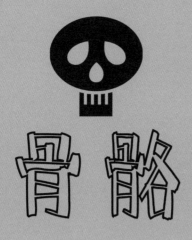

骨骼

建造一个身体，跟建造一栋房子有点像——我们必须先有一个稳固的架子。所以我们在建造身体时，首先需要的是一副结实的、承受力强大的骨骼。跟房子不同的是，我们的身体必须是能活动的，这个问题可以靠关节来解决。关节是骨头之间互相连接的点，并可以让骨头向不同的方向自如活动。现在请你试着举起你的手挥动一下，这时你用到了多少个关节？

我们为什么要有一副骨骼？

如果没有骨骼带来的稳定性，我们甚至站都站不起来。所以，为身体提供支撑显然是骨骼的一个重要作用。各种骨头还是我们全身肌肉赖以附着的"基地"，我们经常把骨骼和肌肉合称为"运动系统"。

骨骼的另一个任务是保护我们柔软而重要的器官。头骨能阻止对大脑的撞击和伤害，胸廓能保护心脏和肺等器官。

此外，钙和磷等物质也储存在骨骼里。当身体其他部位需要这些物质的时候，它们会随着血液一起被输送到那些地方去。

磷参与人体能量代谢，还参与构成人体中的其他重要物质。

钙构成了骨骼，帮助血液凝固（比如当我们受伤流血的时候），调节肌肉的收缩，让神经脉冲在体内更容易传送。

骨的四种类型

你有没有想过，所有的哺乳动物都有着相似的构造？它们有头、脊椎、胸廓和四条"腿"（当然，人类也是这样，不过我们把两条"前腿"叫作手臂），这意味着我们的骨骼和其他哺乳动物的骨骼也很相似，不同动物的骨头承担着相同的任务。熊的肱骨更像人的肱骨（也叫上臂骨），而不是熊的股骨（人体中也叫大腿骨）。

我们可以把身体的骨头分成四种不同的类型，这里我们当然以人体为例。

1 长骨 ⋯⋯⋯⋯⋯⋯⋯⋯⋯

长骨存在于我们的手臂和腿中。长骨呈长管状，中部的主体叫骨干，较粗大的两端叫骨骺。小孩子长个儿的时候，就是骨骺之间的骨头在生长（见第85页）。

2 短骨

短骨之间通过韧带紧密相连。短骨可以带给身体稳定性，分布于手腕等处。

手是我们最有用的"工具"，其中一个原因就是手上有如此多的骨头和关节。

最大与最小的骨头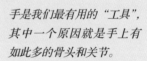

我们身体中大约有200块骨头，这取决于我们怎么来计算。孩子体内有些骨头会随着他们长大慢慢地长成一体，所以孩子的骨头数量要比成年人多。

最大的骨头是股骨（大腿骨），最小的骨头是镫骨——耳朵上听小骨中的一块。镫骨大约只有3毫米长。

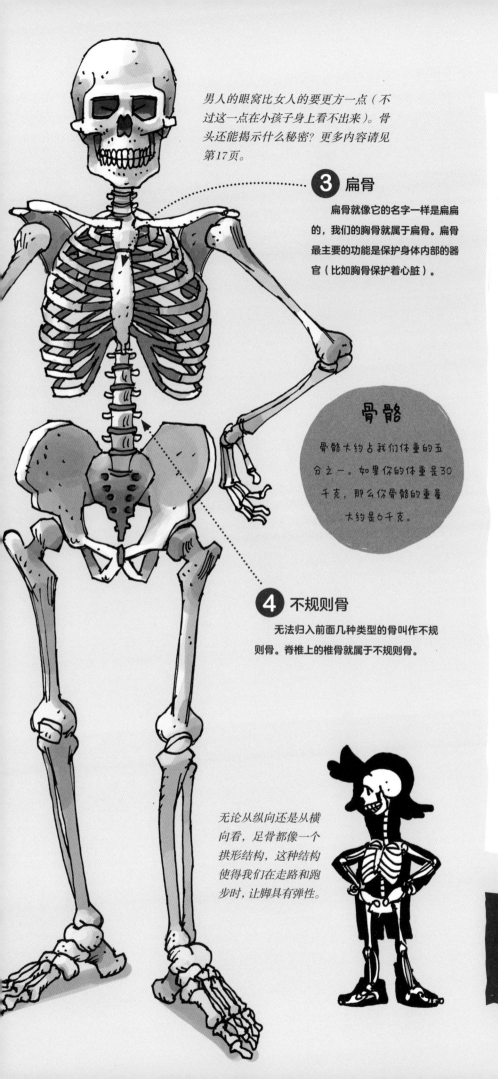

男人的眼窝比女人的要更方一点（不过这一点在小孩子身上看不出来）。骨头还能揭示什么秘密？更多内容请见第17页。

③ 扁骨

扁骨就像它的名字一样是扁扁的，我们的胸骨就属于扁骨。扁骨最主要的功能是保护身体内部的器官（比如胸骨保护着心脏）。

骨骼

骨骼大约占我们体重的五分之一。如果你的体重是30千克，那么你骨骼的重量大约是6千克。

④ 不规则骨

无法归入前面几种类型的骨叫作不规则骨。脊椎上的椎骨就属于不规则骨。

无论从纵向还是从横向看，足骨都像一个拱形结构，这种结构使得我们在走路和跑步时，让脚具有弹性。

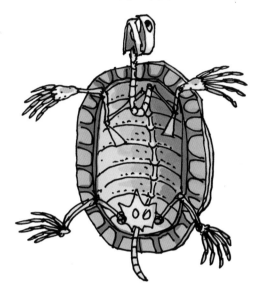

内骨骼或外骨骼

很多动物的骨骼不在身体里面，而是在身体外面。比如昆虫，你想想甲虫的样子就明白了。小龙虾、虾、螃蟹和很多其他动物也是这样。这些动物有一个从外面包裹住身体各部分的壳，这种壳叫作外骨骼。

其实有一些动物既有内骨骼（在身体里面）也有外骨骼。你能想到哪些动物？对，乌龟。乌龟的壳也是它们骨骼的一部分，属于外骨骼，它是由对应于我们人类肋骨的骨头构成的。

另一个例子是身穿盔甲的骑士。别当真，我是在开玩笑。不过这说明了一件很重要的事情：乌龟就像穿着盔甲的骑士一样，龟壳很好地保护着乌龟。但是乌龟的外骨骼非常笨重，所以绝大多数有外骨骼的动物体形都很小。

可是骨头到底是用什么做的呢？它是如何形成的？为什么不同部位的骨骼看起来那么不一样？请用你的坐骨坐好了，下面我们就来仔细说说这些问题。

11

骨头和关节

骨头是一种非常特殊的材质。它看起来好像很坚硬的样子，但如果只是这样的话，那我们就得老是打着石膏了。其实，骨头会在那些需要它坚硬的地方特别坚硬，而在需要它柔韧和弯曲的地方表现得柔韧和可以弯曲。

此外，很多事情发生在骨头内部以及不同的骨骼部位之间。因为骨头是一种非常有趣的材质，它会随着时间的推移而生长和变化。

骨组织

骨头的材质叫作骨组织。它含有能让骨头坚硬的钙晶体，以及能让骨头具有足够的承受力和柔韧性的胶原纤维组织（一种蛋白质）。

骨头的外层是密质骨，这是一种只带有细小通道，供血管、神经和淋巴管（见第29页）通过的骨组织。密质骨很重，因此其内层还有一种叫松质骨的骨组织，呈海绵状，也叫海绵状骨组织。之所以叫海绵状骨组织不是因为它像海绵一样柔软，而是因为它的形状像海绵，是一种缝隙中带有骨髓的网状骨组织。

骨的表面覆盖着骨膜，骨膜能为骨组织提供氧气和营养。骨膜里还有神经，这使得我们常常会感到骨膜痛，那是一种轻微的痛感。

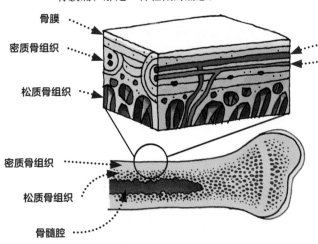

小孩子只有红骨髓，红骨髓能制造血细胞。大一点的孩子和成年人还有黄骨髓，其中主要含有脂肪。

头骨

头骨看起来好像是一整块骨头，事实上颅骨（正式的名称）是由27～29块不同的骨头组成的。之所以数量有差异，是因为人们的计数方法不同——每只耳朵里有三块听小骨（详细内容见第71页）。婴幼儿颅骨的各块骨头是分开的，但随着年龄的增长会逐渐长到一起。如果它们从一开始就合在一起，那么大脑就没法生长了。

颅骨的骨头有三层。它就像一个双层三明治一样，中间有一层松质骨组织，两侧都是密质骨组织。它为大脑提供了很好的保护。

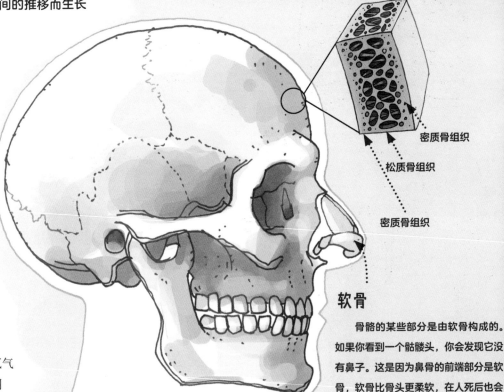

软骨

骨骼的某些部分是由软骨构成的。如果你看到一个骷髅头，你会发现它没有鼻子。这是因为鼻骨的前端部分是软骨，软骨比骨头更柔软，在人死后也会更快地被破坏。由于软骨内的血管很少，因此如果软骨受损，身体就很难再造出新的软骨来。

脊椎

我们的脊椎是一根由椎骨连成的柱子。在这些椎骨之间有软骨构成的减震盘，我们把它们叫作椎间盘。椎间盘承载着我们的体重，经过一天的活动之后它们会受到一些挤压。因此，事实上，你晚上会比早上稍微矮一点。

脊椎弯曲呈S形。这是为了让我们的重心落到双脚的上方。每一根椎骨的活动范围都很小，但因为有多根椎骨相连，所以我们的腰背能够朝不同的方向弯曲。

在每一根椎骨的中央都有一个洞，由于这些椎骨是彼此相连的，因此形成了一条穿过整个脊椎的通道，里面有对于我们非常重要的脊髓（详细内容请见第67页）。

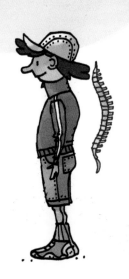

关节

一盏台灯的灯臂由多种不同类型的接头组成，这样的结构使我们可以调节台灯的高度、角度、光线的方向等。我们的骨骼也有这样的"接头"——关节。想想看，你可以用多少种方式活动你的手臂和手？

关节有多种不同的类型，这里举几个手臂关节和手关节的例子。

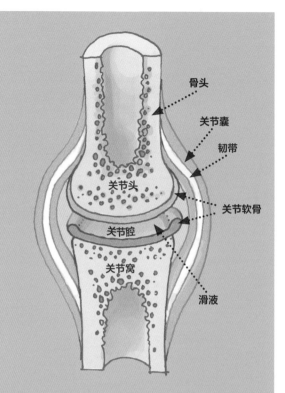

骨头
关节囊
韧带
关节头
关节软骨
关节腔
关节窝
滑液

椭球关节

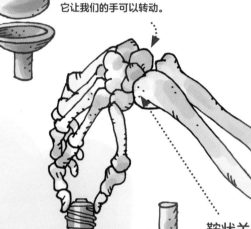

在前臂和手之间有一个椭球关节，它让我们的手可以转动。

人们是这样说的

韧带把两块不同的骨头连在一起，而肌腱则是把肌肉与骨头连在一起。

枢纽关节

肘部有枢纽关节，枢纽关节跟门上的合页一样，只能往一个方向来来回回地活动。

鞍状关节

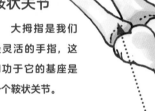

大拇指是我们最灵活的手指，这归功于它的基座是一个鞍状关节。

旋转关节

肘部还有一个旋转关节，让我们能够转动前臂。

球窝关节

肩关节是一种球窝关节，它的关节头仿佛被包裹在一个碗（关节窝）里，可以向各个方向活动。

是这么回事

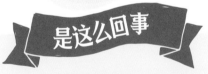

手指咔咔响

在你认识的人里，有没有人会拉折手指，让它们发出"咔咔"的声音？肯定有吧。这到底是怎么回事呢？

这个过程主要发生在关节囊内部。在指关节上，关节囊就像一个个小塑料袋紧紧地包裹着关节。

当我们拉折手指时，关节囊被拉长，囊内的气压低于外部，这时关节滑液中的气体就会被吸进关节囊，并发出"咔咔"的声音。

这种行为对身体没什么危害，只不过会对听到这种声音的人造成刺激。

关节特写

关节就是两块或多块骨头相接的地方（如果这些骨头能够彼此活动的话叫关节，如果不能活动的话叫骨缝）。

其中一块骨头的接触面通常是圆的，叫关节头；另一块骨头的接触面通常是碗状的，叫关节窝。

关节头和关节窝都有关节软骨覆盖，形成光滑的表面，使骨头可以轻松地互相滑动。软骨很耐磨，可以承受经年累月的摩擦。

关节面之间的空隙叫关节腔。这里有关节滑液充当润滑剂，并能帮助关节软骨获得氧气和营养。

对稳定性有特别要求的地方，还会有关节囊。关节囊由韧带构成，韧带由一种强韧的材料——结缔组织构成。关节囊将整个关节包裹在一起，以确保关节不会活动幅度太大。

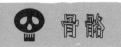

健康的骨头与生病的骨头

要让骨骼保持良好的状态，其实很简单。最重要的是让它们多活动——跳、跑、爬，以及其他所有有趣的运动。还有吃饭，美食也能让我们的骨骼感到愉快。

有时即便做到这些也还不够——尽管我们的骨骼是那么强韧，但幸好我们还有医院。

锻炼骨骼

通过负重锻炼，比如跑步和跳跃，我们可以获得强健的骨骼。身体的重量对骨骼产生压力，从而使其更稳固、强健。

尤其重要的一点是，要在年轻时让骨骼保持良好的状态，因为这会影响一生。小时候经常运动的人，年老后患骨质疏松症的可能性会更小。

如果缺了一条腿（或者两条腿都没了），该怎么办呢？这取决于这条腿剩下的部分及其功能的多少。如果大腿及以上的部分还在并有活动能力，可以用有弹性的假肢，戴上它我们就可以跑也可以跳了。

如果两条腿一点儿也不能动，或者完全缺失，人们通常会坐轮椅。这样的话，就得让身体其余可以活动的部分保持良好的状态。每个人都可以锻炼自己的骨骼，你只需要找到适合自己的方式。

说到假肢，实际上还有一种由手臂剩余部分的肌肉和神经末梢控制的手部假肢。

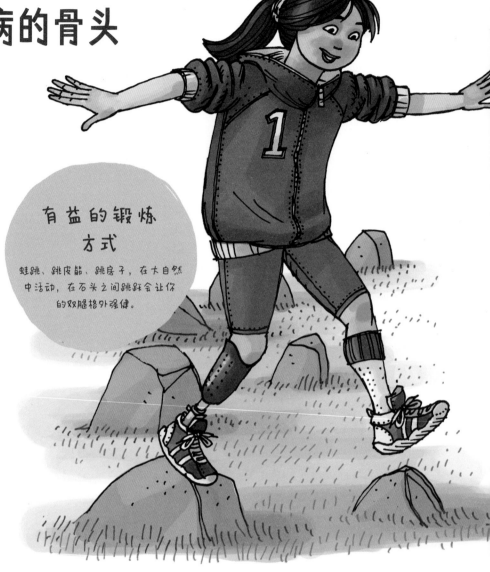

有益的锻炼方式

蛙跳、跳皮筋、跳房子，在大自然中活动，在石头之间跳跃会让你的双腿格外强健。

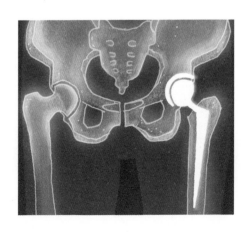

如今被使用最多的假体，我们其实是完全看不到的，因为它们常常在人体内部。那些磨损严重的关节，比如髋关节，常常会被换成人造关节。

骨头的食物

在儿童时期和青春期，身体需要大量的钙。这些时期，我们长得非常快，而钙是骨骼最重要的组成部分。

我们的血液中也有少量钙，以保持神经和肌肉的运转。如果我们摄入的钙过少，身体就会把钙从骨骼转移到血液里，这样一来就变成了骨骼缺钙。

我们摄取的大部分钙来自牛奶和其他奶制品。但如果你不喝牛奶，比如你有乳糖不耐受症（见第 62 页），你也仍需要摄取足够多的钙。幸好我们可以通过常见的替代品（用燕麦、大豆或米制成的饮品）来获取钙。不含乳糖的牛奶中，当然也是含钙的。

为了让身体能更好地从食物中吸收钙，你还可以吃很多其他食物，比如脂肪含量较高的油性鱼类（如鲱鱼、鲭鱼和鲑鱼等），它们都富含维生素 D，而维生素 D 有利于促进钙的吸收和利用。当你在户外晒太阳的时候，身体本身也会制造出维生素 D。

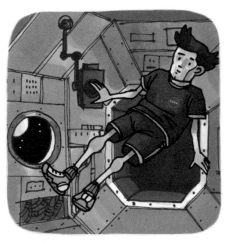

长期处于失重状态下的宇航员，他们的骨组织会变得更加疏松脆弱。他们在太空中也会运动，但因为没有体重，骨骼无法获得它所需的锻炼。

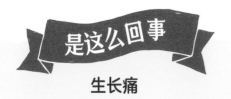

石膏

为了让骨头在恢复过程中保持静止，我们会打石膏。有趣的是，石膏含有大量的钙，跟骨折的骨头一样！因此，石膏加绷带的组合相当于一种人造"外骨骼"！

是这么回事

生长痛

你有没有过睡觉醒来双腿里面感到疼痛的经历？那可能是生长痛。

生长痛通常发生在小腿前后，有时也会发生在大腿或是腘窝处（膝关节后方的凹陷处）。这种痛是完全正常的，只不过我们会因此睡不好。

没有人知道生长痛产生的原因。有些人认为它跟骨骼的生长有关，还有些人认为骨膜是罪魁祸首。

那我们该怎么办呢？没有什么办法吗？的确没有，我们甚至都不知道为什么会有生长痛。不过按摩可以缓解疼痛，还有保暖也可以，比如穿上袜子或是多加一条毯子。

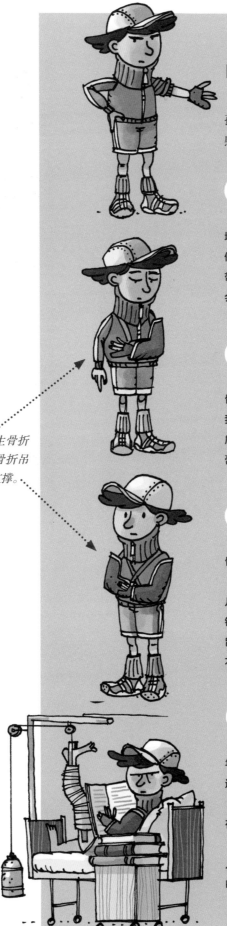

前臂和锁骨发生骨折时，都可以用骨折吊带对手臂进行支撑。

四种常见的骨折

儿童比成年人更容易骨折，这是因为小孩的骨骼相对柔软、骨质多孔。让人稍感安慰的是小孩的骨头比成年人愈合得更快。

1 手指骨折

最常见的导致手指骨折的原因是摔倒时用手撑地。有时候需要通过手术来对手部的骨头进行矫正，但大多数情况下，只要保证让手充分休息，并用绷带（或是石膏）做一些固定，一般几周之内骨头就会自行愈合。

2 前臂骨折

如果我们摔倒时用手撑地，也可能会造成前臂骨折。有时需要通过手术来矫正移位的骨头，有时我们会直接打一个石膏绷带，通常是从手腕一直到肩膀，在肘部拐一个弯。大约四周之后就能拆掉石膏，六到八周之后就可以进行运动了。

3 锁骨骨折

当我们摔跤或是受到重击时，可能会导致锁骨骨折。

处理锁骨骨折的方式很简单，就是让胳膊保持几个星期不动，我们一般会绑一条绷带加以协助。锁骨骨折并不危险，尽管会很疼。几周之后，骨折留下的唯一痕迹通常只有骨折部位隆起的一个不痛不痒的小肿块。

4 大腿骨（股骨）骨折

小孩子的大腿骨生长得非常快，这使得他们比年龄更大的孩子更容易发生大腿骨骨折。这种骨折通常发生在孩子摔倒过程中腿受到扭曲的时候。

康复的过程漫长而无聊——我们必须把腿伸直在床上静躺三到五周。

对于大一些的孩子，可以将一种特殊的支架植入大腿骨内，在床上躺四五周后再取出。好在这段时间里我们可以读读书。

骷髅

大部分人可能会觉得骨骼看起来有些吓人，我们为什么会有这种感觉呢？我们死后身体会腐烂，能够保存时间最长的就是一副骨架，上面带着龇牙咧嘴好像在狞笑的骷髅头。因此，骨骼成了代表死亡的符号，全世界几乎都是这样。

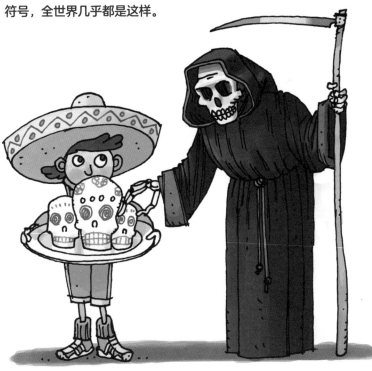

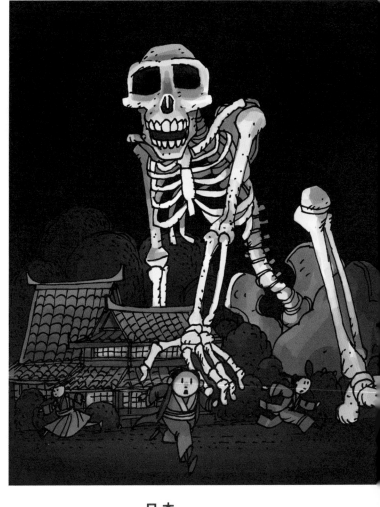

墨西哥

在墨西哥，人们会庆祝亡灵节，就如同欧洲人庆祝万圣节一样，大家在这个节日怀念死去的亲人和朋友。人们会用很多骷髅来庆祝，比如"糖骷髅"：一种用糖制作的骷髅头。

欧洲

在欧洲，手持镰刀的死神常常象征着死亡，那是一具穿着黑色斗篷的骷髅，四处走来走去，用手里的镰刀收割人的性命。他的另一只手上拿着一个沙漏，计算着人们的寿命。在波兰，死神则是穿着白色的衣服，人们还会用一具穿着年迈女性服装的骷髅来象征死亡。

日本

日本民间传说中有一个 25 米多高的巨人，名叫"巨骸怪"。这个可怕的妖怪是由饿死的人的骨骼变成的，它在夜里四处游走，咬人的脖子，喝他们的血。

强大的魔法

没有人能够战胜死亡，因此死亡一定有着非常强大的力量。所以那些象征死亡的东西，比如骷髅，成了古老魔法的一个重要组成部分。渔民们会在船上藏一块骨头——最好是人的骨头，以求捕鱼时有好运。很多人会把动物的骨头埋进房子的地基里，好让房子的主人得到保护、获得福气。在配制各种魔法药水的时候，如果你往锅里加进一根手指骨，就会有出乎意料的效果。

教堂里通常会存放圣人的遗物、遗骨供人们瞻仰。这会让这个教区很有自豪感和安全感，尤其是当这个漂亮的神龛里存放的是一位知名且重要的圣人时。直到今天，世界上很多地方仍然会这么做。

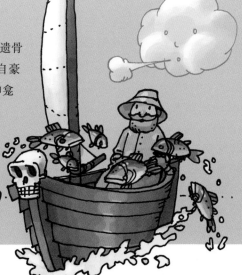

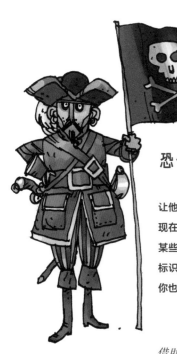

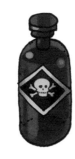

恐怖骷髅头

海盗旗是用来吓唬其他船只上的船员的，最好能让他们不做反抗就把自己的财宝交出来。同样的标识现在仍然在使用。你知道在哪里能看到吗？对的，在某些东西的包装上面。这是一个表示有毒物质的警示标识，即使你根本不识字，或者不懂瓶子上的语言，你也能很容易明白这里面放着危险的东西。

借助于DNA（脱氧核糖核酸），我们可以判断哪些人之间有亲属关系，或者知道他们目前是否有亲属在世（更多关于DNA的知识请见第54页）。

亚当的肋骨

《圣经》上说，上帝用亚当的一根肋骨造出了夏娃，这使很多人曾经以为女人比男人多一根肋骨。事情当然不是这样。一不小心锯断了自己一根手指的木匠，他的孩子并不会比别人少一根手指。

事实上，肋骨是我们身上比较少有的断了之后还会长出来的骨头之一——只要骨膜还在。我们可以用它来修复一部分碎掉的头骨：通过手术取出一段肋骨，把它切成合适的大小，拼到头骨上。随后胸腔里会长出一段新的肋骨。

我对什么都很在行！

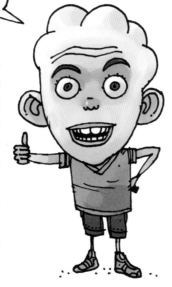

天才头上的包

德国医生弗朗茨·约瑟夫·加尔记得在他上学时，学习很轻松（记单词很快）的同学都有一双突出的眼睛，就好像眼睛后面有某种强大的压力一样。于是他想到，这会不会是因为跟单词记忆有关的这部分大脑位于眼睛的后面？那么，头骨上凸出和凹陷的其他部分也许是同样的情况。

基于这种想法，加尔创立了颅相学：一种从脑袋的形状来判断一个人的人格的学说。

当然这是不可靠的。在第76页，你会读到大脑真正的运转方式。

会讲故事的骨头

骨骼通常是先辈们的身体上唯一能留存下来的东西。这是件好事，可以让我们从几块古老的遗骨上获知很多事情！

骨科医生能够判断一具骨骼是来自一个男人还是一个女人（女人有更浅和更宽的骨盆），这个人死去时多大岁数（不同的骨头会在不同岁数发生闭合），这个人患有哪些疾病、受过哪些伤（令人惊讶的是，许多疾病会在骨骼里留下印记）。

通过研究**构成骨骼的物质**，我们还可以了解这个人的饮食结构。我们所有的食物中都含有碳元素和氮元素，其中一些会进入骨骼，而在不同食物中，这些元素的比例是不同的，这使得我们可以得出一份比较清晰的菜单。

牙齿在儿童时期就已经成形，而骨骼的构造会在后来发生改变，由此我们可以看出一个人在一生中是否搬过家。例如，假如一具骨骼的牙齿显示这个人吃过大量的鱼，而他的骨骼却显示他吃过的食物只存在于内陆地区。那么，这具骨骼的主人也许早期是住在海边，然后从那里搬走，定居内陆（未来这一点将很难确定，因为我们吃的食物来自全世界各个地方）。

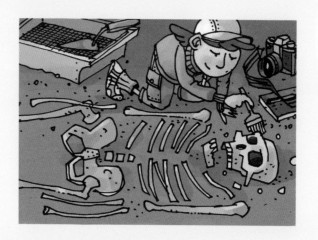

好了，现在我们的身体已经有了一个框架，不过它好像……不太能动。我们必须给它来点儿力量、速度和弹性，简单地说，就是给它配上肌肉。我们从下一页起就开始这项工作。

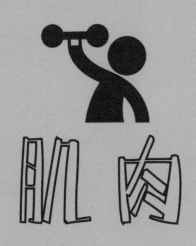

肌肉

如果我们把身体想象成一部机器，那么肌肉就是这部机器的发动机。不过这是一部永远都不会完全关闭的机器，甚至当你一动不动地躺在那里的时候，你的一些肌肉也在工作。你有可以让膝盖弯曲的肌肉，让颌骨进行咀嚼的肌肉，还有其他一些主要负责让身体保持稳固的肌肉：肌肉无处不在。多亏有它们，不然身体根本不能运转。

———————◆———————

我们为什么有肌肉？

肌肉最重要的作用当然是让我们活动，但这并不是它唯一的用处。

肌肉活动的时候会产生热量。你可以想一下你打寒战的样子——这是身体通过让肌肉快速活动来强行产生热量。

有些肌肉保护着身体的内部器官，另一些则起着稳定骨骼的作用。肌肉参与了呼吸运动，另外，如果没有肌肉的话，心脏一动都不会动。

没有肌肉，我们就不可能说话、吞咽和咀嚼，我们的脸将只是一张没有表情的面具。正是脸部的肌肉让我们能够表达自己的感受。

最后，肌肉也控制着肠道和膀胱的运动，这一点也相当重要。

三类肌肉

当我们听到"肌肉"这个词的时候，通常会想到手臂上、腿上和肚子上那些大块的肌肉。不过肌肉可以有很多不同的形状，可以做很多不同的事情。这里介绍三种不同类型的肌肉。

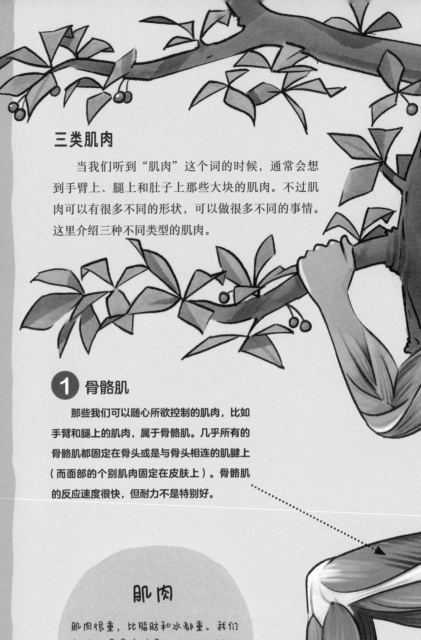

① 骨骼肌

那些我们可以随心所欲控制的肌肉，比如手臂和腿上的肌肉，属于骨骼肌。几乎所有的骨骼肌都固定在骨头或是与骨头相连的肌腱上（而面部的个别肌肉固定在皮肤上）。骨骼肌的反应速度很快，但耐力不是特别好。

肌肉

肌肉很重，比脂肪和水都重。我们肌肉的重量占体重的 40% ~ 50%，差不多占一半；所以如果你的体重是 30 千克，那么你肌肉的重量就在 12 ~ 15 千克之间。

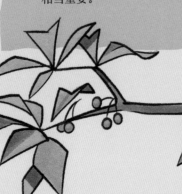

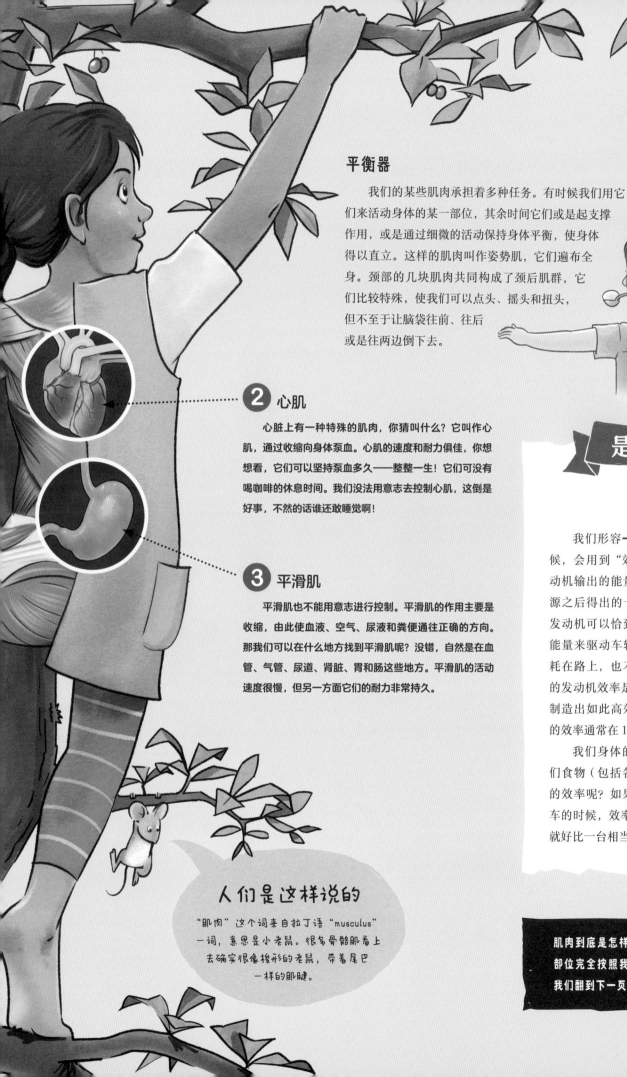

颈后肌群

平衡器

我们的某些肌肉承担着多种任务。有时候我们用它们来活动身体的某一部位，其余时间它们或是起支撑作用，或是通过细微的活动保持身体平衡，使身体得以直立。这样的肌肉叫作姿势肌，它们遍布全身。颈部的几块肌肉共同构成了颈后肌群，它们比较特殊，使我们可以点头、摇头和扭头，但不至于让脑袋往前、往后或是往两边倒下去。

❷ 心肌

心脏上有一种特殊的肌肉，你猜叫什么？它叫作心肌，通过收缩向身体泵血。心肌的速度和耐力俱佳，你想想看，它们可以坚持泵血多久——整整一生！它们可没有喝咖啡的休息时间。我们没法用意志去控制心肌，这倒是好事，不然的话谁还敢睡觉啊！

❸ 平滑肌

平滑肌也不能用意志进行控制。平滑肌的作用主要是收缩，由此使血液、空气、尿液和粪便通往正确的方向。那我们可以在什么地方找到平滑肌呢？没错，自然是在血管、气管、尿道、肾脏、胃和肠这些地方。平滑肌的活动速度很慢，但另一方面它们的耐力非常持久。

人们是这样说的

"肌肉"这个词来自拉丁语"musculus"一词，意思是小老鼠。很多骨骼肌看上去确实很像橄榄形的老鼠，带着尾巴一样的肌腱。

是这么回事

充满力量

我们形容**一台发动机**有多么高效的时候，会用到"效率"这个词。这是比较发动机输出的能量与我们向它提供了多少能源之后得出的一个计量。一台高效的汽车发动机可以恰到好处地利用汽油中的所有能量来驱动车轮，使得这些能量既不会损耗在路上，也不会随着尾气排放掉，这样的发动机效率是100%。可至今还没有人能制造出如此高效的发动机，现实中发动机的效率通常在15% ~ 30%。

我们身体的发动机是肌肉，燃料是我们食物（包括各种饮料）中的能量，那它的效率呢？如果是在我们划船或是骑自行车的时候，效率可以达到27%。换句话说，就好比一台相当不错的汽车发动机！

肌肉到底是怎样运转的呢？它们是如何让身体的不同部位完全按照我们的意愿来活动的呢？别急，别急，我们翻到下一页来看。

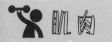

弯曲和伸展

把一只手放在另一只手的上臂上，接着弯曲手臂，再伸展手臂，你有没有感觉到皮肤下面的肌肉是怎样活动的？现在我们来看看到底发生了什么。

对肌肉的控制

一块肌肉是由成千上万细长的肌细胞（有时候它们也被叫作肌纤维）构成的。一条神经可以控制成百上千的肌细胞，但我们还是需要很多神经来完成一个动作。这通常需要很多肌肉参与，是一个很复杂的过程。

肌肉永远都保持着某种紧张状态，哪怕我们没有在进行控制。如果不保持紧张状态的话，我们的身体就会坍塌。即便你在想"弯起来，胳膊"，你也无须去想哪些肌肉应该收缩，应该收缩多大的幅度。

小孩子第一次学做一个动作的时候可能会很难，这一点你肯定已经注意到了。身体需要多次练习，来熟悉哪些肌肉该投入工作，以及要活动多大的幅度才能把这个动作顺利完成。在运动过程中，有很多信号的传递，还有很多神经和肌肉的合作，这样才能恰到好处地保持身体的平衡。只要发生一个连接错误，就能直接从动作上看出来。事实上，大多数情况下我们都操控得很好，但你偶尔跌倒也不奇怪。

弯曲手臂

我们可以用意志控制所有的骨骼肌。大多数情况下我们不假思索就能做到。如果你想让自己的手臂弯曲，它就会听你的控制。过程大致上是这样的：

1. 你的大脑发送了一个神经冲动。

2. 这个神经冲动沿着神经穿过脊髓（见第 67 页）。

3. 然后，它在脊髓里进入另一根从脊髓通往肌肉的神经。

4. 来到肌肉后，那根神经止于一个叫神经肌肉接头的地方，于是那里会释放出一种携带信息的物质。

5. 这种物质进入肌肉（肱二头肌），肌肉发生收缩，手臂就弯了起来。

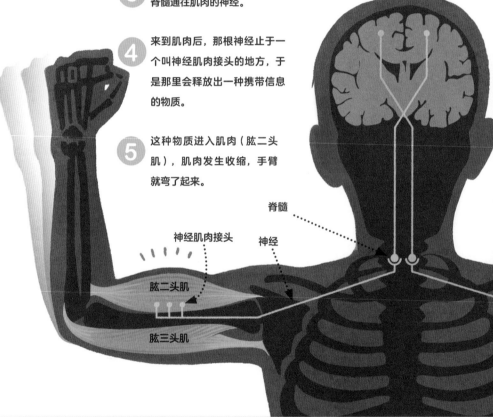

脊髓
神经肌肉接头 神经
肱二头肌
肱三头肌

肌肉内部

当一块肌肉收缩的时候，到底发生了什么呢？

一个肌肉细胞包含两种长长的蛋白丝——肌球蛋白和肌动蛋白。每当神经信号传来，肌球蛋白丝上的臂状物就会钩住并拉动肌动蛋白丝。两种蛋白丝近乎互相交缠，使得肌肉细胞变短。

每一块肌肉都由肌束组成，肌束被一层结缔组织膜包裹起来。这层结缔组织的两端收紧变细，形成肌腱。肌肉细胞收缩的时候，整块肌肉都会变短，拉扯肌腱。

肌腱
肌膜
肌球蛋白和肌动蛋白
肌细胞
结缔组织
肌束

伸展手臂

那么当手臂处在弯曲状态时，我们怎么来伸展它呢？是的，我们必须使用另一块肌肉。因为一块肌肉只能收缩然后放松，除此之外做不了别的。我们无法通过拉长一块肌肉来让它产生推力。

相反，很多肌肉是两两协作的，如一块屈肌负责弯曲，另一块伸肌负责伸展。当其中一块肌肉紧绷时，另一块是放松的。因为关节有特定的弯曲方向，所以只需要把连接肌肉与骨骼的肌腱固定在正确的位置上，就可以活动了。

伸展手臂的过程是这样的：

1 一只手攥紧拳头，让手臂弯曲。

2 把另一只手放在上臂上，这时你会感到肱二头肌紧绷着。

3 将手臂伸直，使肱二头肌得到放松。

4 感觉一下，现在哪块肌肉是紧绷的？没错，是上臂后面的那块肌肉（它叫肱三头肌）！

一块肌肉的强健程度不在于它有多少肌细胞，而在于这些肌细胞有多粗壮。锻炼身体并不能让我们获得更多的肌细胞，但是会让肌细胞变得更粗壮。

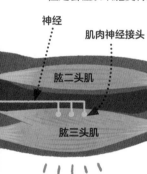

神经
肌肉神经接头
肱二头肌
肱三头肌

最长的肌肉

有一些肌细胞的长度可以达到30厘米——就跟我们用的尺子一样长！你猜，是哪些肌肉有这么长的细胞？答案是缝匠肌。它从臀部延伸到膝盖，正是这块肌肉让你可以交叉双腿，像裁缝一样盘坐。

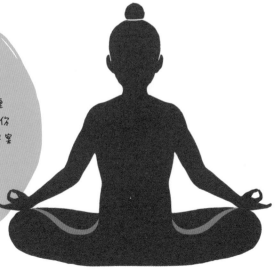

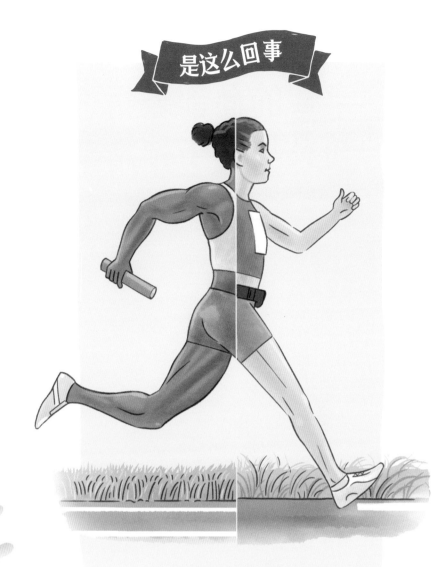

快速肌肉和慢速肌肉

有些**肌细胞**的工作速度非常快，但它们不久就疲倦了；而另一些肌细胞则善于缓慢而持久地工作。短跑运动员有很多快速肌细胞，我们可以看到他们的肌肉短而有力。长跑运动员有很多慢速肌细胞，他们的肌肉要长一些，看起来更强健。（这里我们讨论的是骨骼肌的细胞，而骨骼肌活动的速度总是比心肌和平滑肌要快。）

我们身上有多少快速肌肉和慢速肌肉，一方面取决于遗传（更多内容见第55页），另一方面也取决于我们锻炼的方式。一个坐轮椅的人经常用手臂转动轮椅前行，他的肩部就会有非常多的慢速肌肉细胞，而几乎没有快速肌肉细胞。也就是说，在某种程度上，我们的身体可以根据我们的需要来调整肌肉的类型。

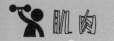

丰富的面部表情
和灵巧的手指活动

肌肉不仅可以很大、很强壮，也可以很小、很精致，尤其是面部的肌肉和控制手部活动的肌肉（其中很多并不是长在手上）。现在我们来仔细了解一下这些肌肉。

表情

我们的脸上大约有 40 块肌肉。这些肌肉负责咀嚼和说话，我们做鬼脸靠的也是这些肌肉。因为很多"鬼脸肌"固定在皮肤上而不是在骨骼上，所以它们格外灵活。

据说我们可以做几千种不同的表情，每一种表情都传达了不同的感受。其实，很多表情是很复杂的。你可不可以看起来很高兴，同时有点想掩饰，背后实际上有一丝悲伤的感觉？当然可以。如果你想试着这么做，也许做不到。当你确实有这种感觉时，你的面部肌肉很快就能做出相应的表情。

最惊人的是，当有人看见你那个复杂的表情时，他能瞬间准确地解读出你的感受——秒懂。这是因为我们解读一个面部表情的速度比一头猪眨眼睛的速度还要快（控制眨眼睛的肌肉是全身速度最快的肌肉）。

人和很多动物都会用肢体语言和表情来快速地传达感受。我们可以在较远的距离外表现出生气、有威胁性、高兴、明朗的情绪，这样其他人就可以在必要时留意，选择在合适的时候再靠近。

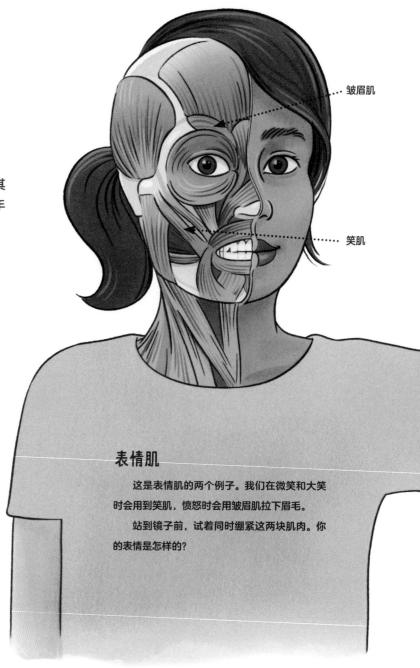

皱眉肌

笑肌

表情肌

这是表情肌的两个例子。我们在微笑和大笑时会用到笑肌，愤怒时会用皱眉肌拉下眉毛。

站到镜子前，试着同时绷紧这两块肌肉。你的表情是怎样的？

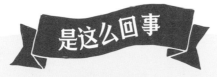

是这么回事

开心的眼睛

在一些国家，比如在日本和中国，人们更倾向于掩饰自己的感受。这些人会更多地去看对方的眼睛而不是嘴巴，来判断一个人是开心还是难过。这一点从人们使用的"颜文字"也能看出来：在日本和中国表示很高兴用的是 ^_^，而在瑞典通常用成 :-)，表达难过的表情符号则分别是 ;_; 和 :-(。在亚洲大部分地区，表达人们感受的是眼睛而不是嘴巴。

人们发现有些表情的含义在全世界都是一样的。你觉得这个人现在是什么感受？答案在下一页的页末。

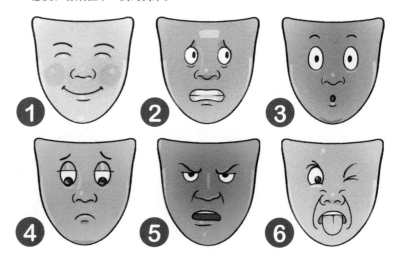

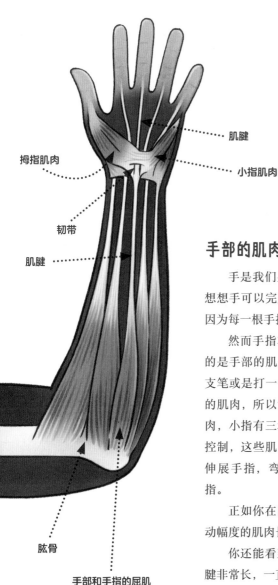

拇指肌肉

肌腱

韧带

肌腱

小指肌肉

肱骨

手部和手指的屈肌

手部的肌肉

手是我们身上最灵活的部位——你只要想想手可以完成的那些细微的工作——这是因为每一根手指都可以独立地活动。

然而手指本身没有肌肉，控制细微活动的是手部的肌肉，是它们让我们可以抓住一支笔或是打一个结。不过拇指和小指有自己的肌肉，所以它们尤其灵活。拇指有四块肌肉，小指有三块。其他手指则由掌部的肌肉控制，这些肌肉虽小却至关重要，它们可以伸展手指，弯曲指关节，分开或者并拢手指。

正如你在图中看到的，那些控制较大活动幅度的肌肉长在前臂上。

你还能看到，从前臂肌肉通向手部的肌腱非常长，一直穿过了手腕的韧带。

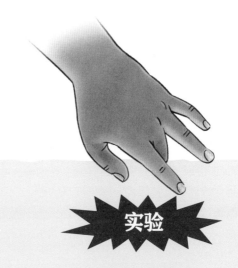

实验

动不了的手指

你认为是你在控制手指的活动吗？那么我们来测试一下：

1. 把五根手指指尖放在桌子上。
2. 弯曲中指，让中指最前端的两截关节平贴在桌面上。
3. 现在从桌上翘起拇指，只翘拇指。没问题吧？
4. 再试着只把小指翘起来。也完全没有问题。
5. 接着翘起食指。小菜一碟。
6. 然而，你能在不把中指抬起来的情况下翘起无名指吗？完全不能。无论你练习多久，都无法做到。这很奇怪吧？

对这个现象的解释其实很简单。牵引中指和无名指的肌腱是同一条。所以如果中指被固定了，无名指也就动不了了。

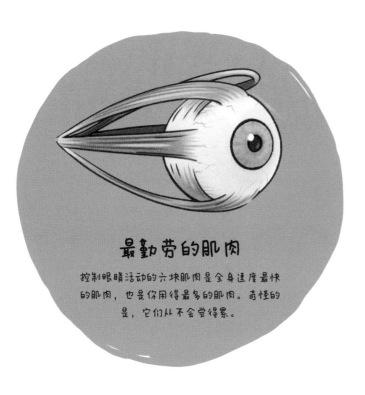

最勤劳的肌肉

控制眼睛活动的六块肌肉是全身速度最快的肌肉，也是你用得最多的肌肉。奇怪的是，它们从不会觉得累。

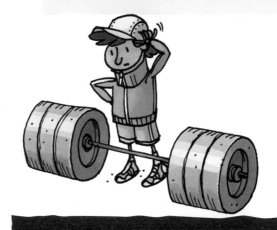

在这两页里，我们介绍了很多细长的和小块的肌肉，那么我们身上最厚的肌肉是哪一块呢？嗯，是臀大肌，就是此时此刻你正坐着的这块肌肉。坐着别动，让我们来看看怎样让其他肌肉变得更厚（也更大）。让我们翻到下一页。

1. 拇指 2. 食指 3. 中指 4. 无名指 5. 小指 6. 屈肌

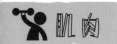

修理肌肉

肌肉不用的话就会变弱。对于孩子来说应该不会有这样的问题，当你捉迷藏、打棒球、造小房子的时候，就可以得到你所需的所有锻炼。但如果你在学校里只是坐着不活动，回家后又继续坐着不活动……那么我们的身体就会感觉不舒服。现在我们来看看能做些什么。

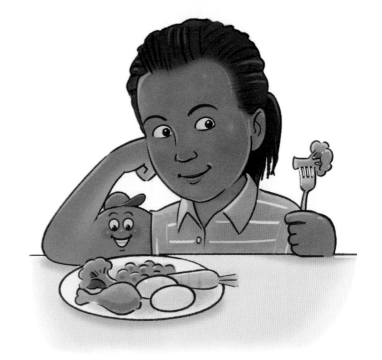

肌肉为什么会生长?

当我们进行高强度锻炼的时候，肌肉细胞会出现很小的损伤，肌肉会变得非常疲劳。这听起来不太妙，但是我们的身体很善于保护自己。身体当然不会思考，如果它会思考的话，它可能会这么想：

"嗯，一个人努力起来真是可怕。我被弄疼了，受了点儿小伤。等这人一休息，我就来修理自己。为了安全起见，我要把自己修得更强壮一点儿，这样，下一次我就不会疼了。"

这种现象叫作过度补偿。也就是说，身体不满足于仅仅修复肌肉，它还要额外地"扩建"一些。

这是怎么回事呢？其实，是因为身体制造出了更多的蛋白丝。我们已经知道蛋白丝是由让肌肉收缩的肌球蛋白和肌动蛋白构成的（见第20页），而蛋白丝越多，肌肉细胞就越粗壮。前提是身体必须在锻炼之后得到休息。

肌肉的食物

无论是在工作还是在放松的时候，肌肉都会消耗能量。你活动得越多，就得给身体提供越多的能量支持。这种能量来自食物中的碳水化合物（见第57页）和脂肪。如果你吃了太多高能量的食物，身体无法将它们消耗完，这些能量就会以人体脂肪的形式储存下来。所以聪明的方法是，身体能处理多少能量就摄入多少能量，不要超过身体能够承受的限度。

蛋白质的摄入很重要。一块肌肉五分之一的重量来自蛋白质，如果身体的其他部位得不到足够的蛋白质，它们就会从肌肉里偷取蛋白质。

肌肉细胞能够以一种叫糖原的碳水化合物的形式来储存一些能量。它的存储量足够让我们进行大约1.5小时的锻炼。

用书来锻炼

书能丰富我们的头脑，不过一本又厚又好拿的书，比如这本，也是非常完美的锻炼肌肉的工具。这里有几个简单锻炼的小建议。

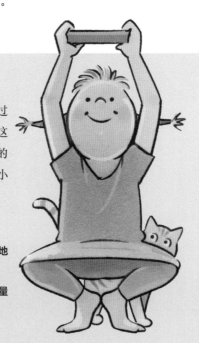

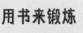 **举书下蹲**

将书直直地举过头顶，尽可能地下蹲，然后站起来。

这个动作有利于锻炼全身的力量感，也可以锻炼平衡感和协调性。

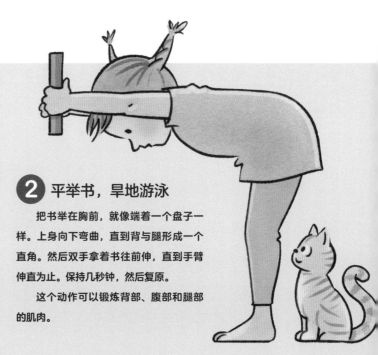

2 平举书，旱地游泳

把书举在胸前，就像端着一个盘子一样。上身向下弯曲，直到背与腿形成一个直角。然后双手拿着书往前伸，直到手臂伸直为止。保持几秒钟，然后复原。

这个动作可以锻炼背部、腹部和腿部的肌肉。

动物

像熊一样强壮

如果你长时间不活动，比如骨折之后（见第15页），你的肌肉就会变弱。那冬眠的动物会怎样呢？它们躺着一动不动的时间可是极其长的。

当春天来临，它们醒来后，绝大多数动物是非常虚弱的，而熊是一个例外。它们有两种方法可以使自己不变得虚弱：一方面它们的血液会释放出一种特殊的物质，能阻止肌肉分解；另一方面它们在冬眠时不解小便。这听起来可能有点奇怪，不解小便也会对肌肉产生影响吗？原来，与我们通过解小便排出废弃物相反，熊会利用小便中的一些物质来建造肌肉。

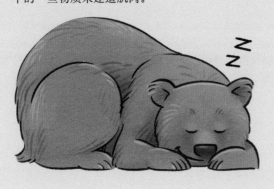

❸ 平板阅读

趴在地板上，面前摊开一本书。用肘部和脚趾把身体撑起来（前臂贴着地板），身体挺直如一块平板。用这样的姿势读书，看你能坚持多久。

这个动作可以锻炼稳定能力以及躯干肌肉的力量。当然，还有负责阅读的肌肉。

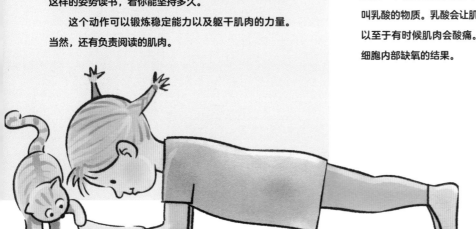

四个锻炼问题

尽管运动对身体很有好处，但有时锻炼也会引起问题。好在这些问题通常很快就会过去，我们只要听从身体的感觉就可以了。

❶ 锻炼后疼痛

当你锻炼强度过大，或者做了不常做的运动，你就可能出现肌肉疼痛的情况。这一方面是由于肌肉上出现了细微损伤，另一方面是由于身体在进行再造肌肉的工作（见前一页）。锻炼后产生生疼痛是正常的，通常会在大约两天后消失。在这期间你尽管放心，只要给身体充分的时间自愈就好了。

❷ 身体两侧刺痛

如果吃完饭立刻锻炼，经常会发生身体两侧刺痛的情况。到底是什么引起的我们还不知道，可能是因为胃里装满食物后运动，腹部肌肉的负载格外大的缘故。吃完饭，休息一会儿再运动，锻炼前好好热身，刚开始运动时平缓一些，这些方法都可以避免身体两侧刺痛。

身体两侧刺痛也被称为"脾痛"，但这并不代表它跟脾脏有什么特别的关系。

❸ 乳酸

借助氧和能量，细胞能生成三磷酸腺苷（ATP），这种物质是身体的燃料。如果我们工作强度太大，导致氧不够用了，细胞就得在没有氧的情况下制造燃料。对于身体来说这是一个很麻烦的过程，此外还会产生一种叫乳酸的物质。乳酸会让肌肉变得极为疲劳，以至于有时候肌肉会酸痛。也就是说，这是细胞内部缺氧的结果。

❹ 肌肉拉伤

我们在锻炼时发生的疼痛，通常是因为轻微的肌肉拉伤（尽管常常可能会延伸到肌腱，但要区分这两种损伤几乎不可能）。肌肉拉伤通常在一两周内就能愈合，但如果继续锻炼的话，损伤可能会更加重。

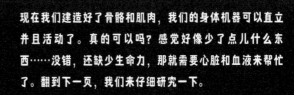

现在我们建造好了骨骼和肌肉，我们的身体机器可以直立并且活动了。真的可以吗？感觉好像少了点儿什么东西……没错，还缺少生命力，那就需要心脏和血液来帮忙了。翻到下一页，我们来仔细研究一下。

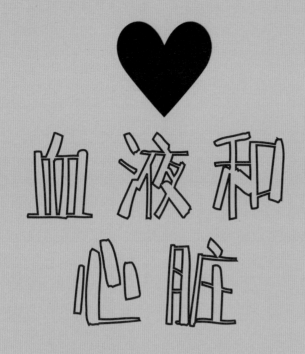

血液和心脏

你的心脏比你攥紧的拳头要略大一点，它位于胸腔中央偏左一点的位置（通常）。如果你把手放在肋骨上，可以感觉到心脏在肋骨下面工作。还有什么东西比一颗咚咚跳动的心脏更能够代表生命？心脏泵血为什么如此重要？下面你将了解到所有相关的知识。

为什么会有血液循环？

身体的所有部分都需要氧，而传输氧是血液最重要的任务，这就是我们有血液循环的原因。血液循环是一个由血管组成的系统，从你的大脑皮层到你左脚小脚趾的趾尖，血管无处不在。

我们体内的这个系统如此巧妙，除了输送氧气外，它还承担着其他职能。血液循环帮助我们保持体温，是免疫系统的重要组成部分（你可以在第31页上读到更多有关免疫系统的内容）；血液还输送营养、激素和身体所需的其他物质。

此外，血液循环也会带走体内的垃圾：二氧化碳会跟随血液回到肺里，随后跟着呼出的气体被排出体外；其他不需要的物质则被肾收集起来，通过小便排出体外。

两个循环

血液循环由两部分组成：小循环与大循环。

1 小循环

血液被心脏泵出，通过肺动脉来到肺里，肺中的空气将血液充上氧，然后血液通过肺静脉回到心脏。接着，血液从心脏进入大循环。

2 大循环

血液从心脏泵出，进入身体的其他部分。

血液沿途卸下氧后回到心脏，开始一个新的循环。

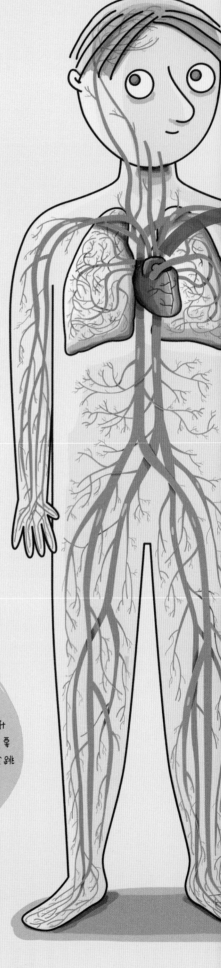

泵

一个成年人身体里有5~6升血。血液在身体里走一圈大约需要一分钟。在这一分钟里，心脏会跳动60~90下（孩子会略多一点儿）。

心跳

如果我们用听诊器听心脏，会听到它发出的不是"咚、咚、咚"，而是"咚咚、咚咚、咚咚"的声音，就好像是非常快速的双击声。这是因为心脏既有心房也有心室。跟我一步一步地追踪心跳，你就会明白我的意思。（由于你是面对心脏观察它，所以我们所说的"左"在图上就是右，我们所说的"右"在图上是左。）

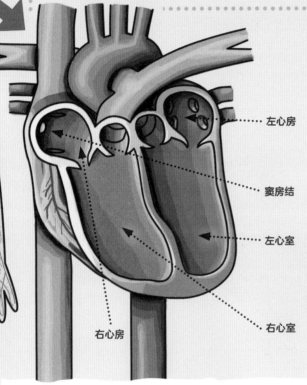

左心房

窦房结

左心室

右心房

右心室

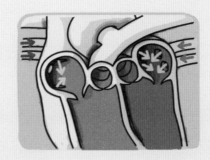

1 窦房结向心脏发送了一个信号，告诉它该工作了。

左右两个心房充满了血液。右心房里充满了从身体里回来的缺氧的血液，左心房里充满了从肺里出来的富含氧的血液。

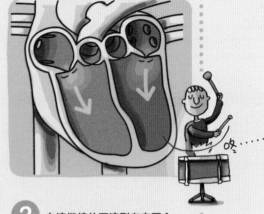

2 血液继续往下流到左右两个心室里。心房的瓣膜关闭，使得血液无法往回流（这是我们听到的第一声"咚"响）。

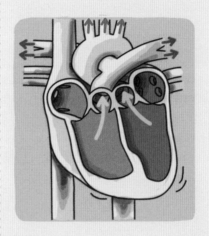

3 心脏收缩，将血液压出（所以其实心脏不是跳动的）。血液从右心室被泵入肺里充氧（小循环），而富含氧的血液从左心室被泵往身体其他部分（大循环）。

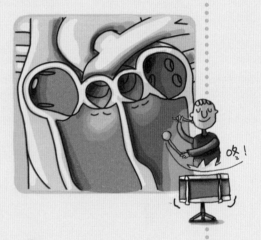

4 心室的瓣膜关闭，阻止血液往回流（这是第二声"咚"响）。

心脏短暂休息一下，然后就会收到窦房结发来的新信号——又要开始工作了。

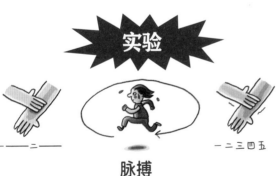

实验

脉搏

把两根手指搭在手腕的内侧，找一下，直到你摸到脉搏——心跳的韵律。数一下一分钟内脉搏跳动的次数，它应该在 60 ~ 95 下。

然后跑上几圈，直到你气喘吁吁为止，这时再数。现在你的脉搏次数变成多少了？脉搏可能会冲到每分钟将近 200 下。这是因为当你用力的时候，肌肉需要更多的氧。

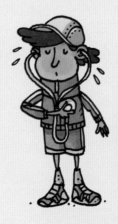

如果你在做脉搏测量实验时非常卖力，你的脸可能会变得很红。这是怎么回事？你将在下一页获得相关知识。

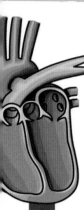

血液的路径

你可以把血液循环想象成一个能够抵达身体各处的交通系统。很多汽车同时通行的地方是大路，没有太多车流量的地方是小路。

瞧，来了一辆公共汽车。上车，让我们到身体里转上一圈。

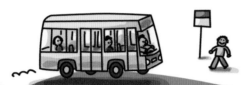

血管

血液流经的所有管道都有一个共同的名字：血管。血管分为动脉、静脉和毛细血管三种。前两种更像是运输干线，比如高速公路，而毛细血管则像大的交通要道之间的小路。正如你所知，要买一个热狗，我们必须得拐下高速公路。

🕐 动脉

从心脏出来的血管叫动脉。动脉里的血液通常富含氧，但小循环中的肺动脉是例外（见第26页）。

🕑 静脉

通往心脏的血管叫静脉。静脉里的血液通常缺少氧，但小循环里的肺静脉例外。

🕒 毛细血管

它们是最细、最窄的血管，静脉和动脉在这里交会。血液在毛细血管里卸下氧和其他重要物质，也是在这里，垃圾被装上血液。毛细血管壁非常薄，物质可以轻易地穿透它们。

静脉为什么是蓝色的？

血液中含有一种叫血红蛋白的物质，这种物质含有大量的铁，善于跟氧结合——这也是它的任务。带有大量氧的血红蛋白让血液成为红色的。当血液卸下氧返回心脏时，颜色会变深，几乎是蓝紫色的了。

通常含有富氧血液的动脉位于体内很深的地方，而含有缺氧血液的静脉则更靠近皮肤——血液是通过静脉返回心脏的。因此这不是错觉，静脉里的血液要蓝得多。如果割伤了自己，血流出来，就又变成了红色，即便它是从静脉里流出来的。这是因为血红蛋白极其迅速地跟空气里的氧结合了。

是这么回事

热的血

在上一页，你因为运动而满脸通红。对于身体来说，这是一个调节体温、让自己冷却下来的聪明办法：最靠近皮肤的血管膨胀起来，更多的血液被输送到那里，于是血液可以把多余的热量散发到周围的空气中。热量被散掉之后，体温就降了下来。

血液是怎样往上流的?

血液由心脏泵出，可以一直抵达最下面的脚指头，这个并不难理解。可它返回时是如何往上流的呢?

要迫使血液往上流，过程其实是这样的:

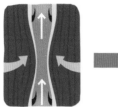

1 静脉周围长着肌肉，它们从下往上挤压静脉，血液被挤着往上流。

2 肌肉松开，静脉内的瓣膜关闭，阻止血液往下流。

3 肌肉再次挤压静脉，迫使血液又往上前进了一点。

淋巴

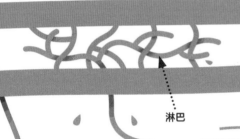

被遗忘的系统

你有没有听说过淋巴系统? 没有? 我猜就是这样。对于身体来说，淋巴系统是极其重要的，它跟血液循环关系紧密。

液体从毛细血管中不断地渗出（毛细血管壁非常薄），经过过滤和净化后再重新回到血液中。这个过程由淋巴系统来负责，淋巴系统有自己的毛细淋巴管，它们位于血液循环的毛细血管之间。

毛细淋巴管吸收液体——我们称之为淋巴，并把淋巴送往胸腔内的一个地方，在那里，淋巴管汇入几条大的静脉中。一路上，细菌和其他我们不想要的物质会被一种叫淋巴结的过滤器净化掉。我们生病的时候，过滤淋巴的淋巴结会肿起来，这说明它们正在启动免疫功能。

血压

当血液被心脏泵出来后，血管里会出现压力，这种压力被形象地称为血压。高血压意味着血液的压力很大，低血压意味着血液的压力较小。

如果你突然站起身，你可能会感到头晕。这是因为身体没来得及根据新的姿态调整血压，有那么一瞬间大脑得到的血量太少了。好在这种头晕很快就会过去。如果过了很久还是头晕，你可以仰面躺下，把腿抬高，这样可以让身体迅速地把血液输送到头部。

怎样摸到脉搏?

当你在手腕上摸到脉搏的时候（见第27页），你都感觉到了什么? 每当血液被泵入动脉，动脉都会微微膨胀一下，使得所有的血液都能够通过。你的指头感觉到的，正是动脉这种短暂的膨胀。

血液到底是什么东西呢? 它是由什么组成的? 翻到下一页，你会得到答案。

29

血液的成分

我们可以把血液想象成一种红色的水，不过它当然不是水。血液包含不同的成分，每一成分都有特殊的任务。现在我们就来近距离了解一下。

红细胞

血液里面有大量的红细胞（也叫红血球），每一升血液里有几万亿个红细胞。血红蛋白（见第 28 页）就位于红细胞里。血红蛋白把氧运送到身体所有的肌肉、组织和器官，然后在返程时携带上二氧化碳。

红细胞是扁圆饼状的，为了能够抵达最细的毛细血管，它们非常灵活可塑。有的毛细血管太窄了，以至于每次只能让一个红细胞通过。

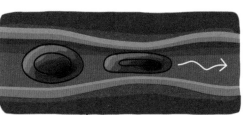

所有的血细胞都来自骨髓中的造血干细胞。
（见第52页）

白细胞

白细胞（白血球）的首要任务是保护身体，防御病毒和细菌等入侵者，所以它们属于身体的免疫系统。它们虽然被称为血细胞，但是大部分时间是在血液循环之外度过的，它们主要利用血液作为运输系统。白细胞有三种不同的类型：

1 粒细胞

粒细胞的任务是杀死并吃掉细菌，但有些种类的粒细胞主要参与过敏反应（见第 49 页）。

2 单核细胞

白细胞中最大的血细胞叫作单核细胞。它们在血液中运行大约一昼夜，然后就会变成巨噬细胞，离开血液，在身体里生活很多年。"巨噬"的意思就是胃口很大，它们恰如其名。它们吞噬细菌和其他不速之客，同时也将那些死去的组织清理干净。

3 淋巴细胞

第三种白细胞——淋巴细胞是真正的变身艺术家。它们可以转变成浆细胞和记忆细胞（见下一页），此外，在需要的时候，它们还可以分裂成多个细胞。有些淋巴细胞的寿命跟它们所在人体的生命一样长。

血小板

当你身上破了一个伤口的时候，你应该庆幸有血小板的存在，否则血会一直流，直到你身上的血流完为止（你全身都会变得非常苍白）。

正是血小板，在血管受伤后让血液凝结，或者叫凝块。血小板在血管壁上聚集并固定下来，就像塞子一样堵住破洞，直到血管重新长好为止。

剩下的呢?

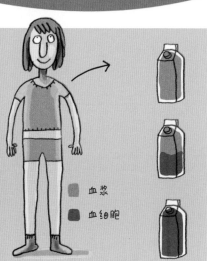

如果我们把所有的血细胞从血液里拿走，剩下的便是叫作血浆的物质。如果你的体重是 30 千克，你身体里会有近 3 升的血液。在这些血液中，一半是血细胞，一半是血浆，这意味着你的血浆可以装满 1.5 升的牛奶盒。血浆的主要成分是水，除了水之外只有几分升的其他物质——主要是一些辅助免疫系统或是血小板凝结的物质。

血浆

血细胞

免疫系统

身体要想抵御细菌和病毒的侵犯，就必须得先发现它们。好在这些入侵者常常带着一种叫作抗原的物质，而淋巴细胞是辨识这些抗原、保护身体免受威胁的专家。它们大致是这样工作的：

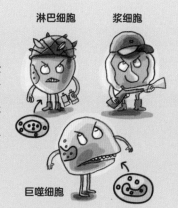

淋巴细胞　浆细胞

巨噬细胞

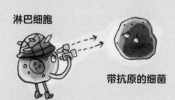

淋巴细胞

带抗原的细菌

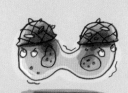

1 一个带抗原的细菌被一个淋巴细胞发现了。不同的淋巴细胞能辨识不同的抗原，所以关键是要让正确的淋巴细胞遇见细菌。

2 淋巴细胞需要帮助，因为细菌往往不是孤军奋战的，所以这个淋巴细胞将自己分裂成大量相同的细胞，它们全都能够识别这种类型的抗原。

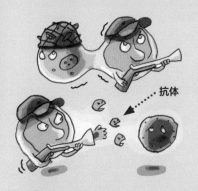

抗体

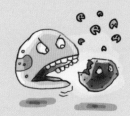

巨噬细胞

3 这些淋巴细胞很多转变成了浆细胞，浆细胞制造出大量针对这种细菌抗原的抗体。

4 这些抗体从浆细胞中被释放出去，跟细菌的抗原结合在一起。这下，这个细菌就不会构成威胁了，并且很容易被其他白细胞（比如巨噬细胞）捕获。

要形成足够多的抗体（或是杀手 T 细胞，见右边的信息栏）以摧毁所有入侵者，是需要一些时间的。在这段时间里，我们就处在生病的状态。

有意思的是，有些淋巴细胞会转变成记忆细胞，记住那个抗原。下一次我们受到同样的病毒或细菌入侵，身体就做好了准备，能够迅速制造抗体或者杀手 T 细胞，这种情况下我们通常感觉不到发生了什么。这被我们称为免疫力。

杀手T细胞

病毒很狡猾，总是藏在身体的细胞里。不过针对病毒，免疫系统也有一个武器：细胞毒性 T 淋巴细胞，也叫杀手 T 细胞。这是一种透过表面抗原来识别其他细胞的淋巴细胞。如果杀手 T 细胞发现了一个病毒的抗原，它就会发起攻击，释放出杀死整个细胞的物质。这下抗体就能进入细胞并与病毒的抗原结合，与此同时巨噬细胞也会发起进攻，病毒很快就会完蛋了。哇哈哈！

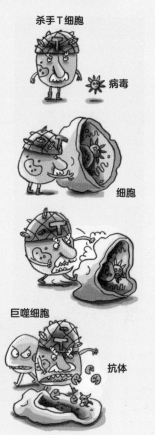

杀手T细胞

病毒

细胞

巨噬细胞

抗体

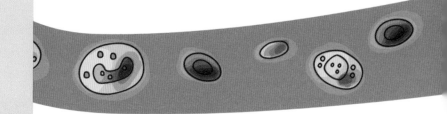

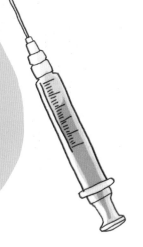

疫苗接种

免疫系统记得那些它们曾经遇到过的抗原，这就使得我们可以用抗原对自己进行预防接种，来抵御某些病毒和细菌。这些抗原是经过处理的，能够启动我们的免疫系统，形成抗体和杀手T细胞，但不会让我们有生病的危险。

只要心脏
还在跳动

心脏和血液对我们的健康很重要。如果它们无法正常运转了该怎么办？我们有没有什么办法让它们运转得更好？当然有，请继续往下读。

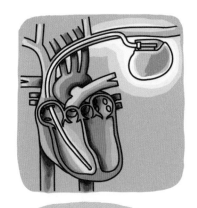

心脏起搏器

有些人的心脏会出问题，尤其是当他们老了以后。在有些人身上，为每一记心跳发出开始信号的窦房结无法正常运行，这时我们可以通过手术植入一个心脏起搏器——一台很小的、用电池驱动的机器，它可以感知窦房结的工作情况。如果窦房结没有向心脏发出信号，或者向心脏发出了错误的信号，心脏起搏器就会接手，迅速地发出自己的信号。

第一台心脏起搏器

第一台心脏起搏器在1932年就制造出来了。它的重量超过7千克，每六分钟必须充一次电（通过转动一个手柄）。

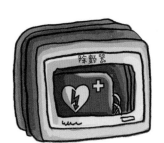

我们在很多地方都可以看到除颤器，它的功能跟心脏起搏器大致相当。人们在制造除颤器时，尽可能地让它用起来更方便，这样任何人就都可以操作它们。

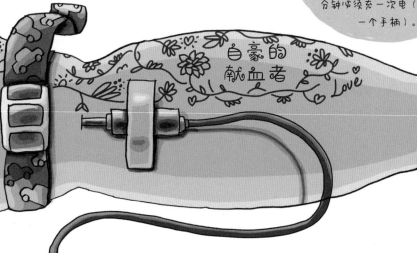

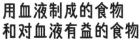

血型

有时候一个人需要从别人那里得到血。比如在一场事故之后，有人失掉了很多自己的血。幸好有献血者的存在。

成年人可以献出 400 ~ 500 毫升自己的血，供给医院储备。这没有什么危险，我们很快就可以变得跟献血前一样精神抖擞。有些人甚至说，他们献完血后感到更有活力了，因为身体不得不制造出全新的、新鲜的血液。

问题是，我们不能随便从什么人那里接受血液。因为我们有不同的血型，不是所有的血型都互相匹配。

在上一页里，你读到了抗原的知识，在这里，罪魁祸首则是另一种抗原。我们的血浆中有一种抗体，如果陌生血液的血型跟我们的不匹配的话，这种抗体就会攻击陌生血液的抗原。

因此我们会认真确认输血者和受血者的血型，保证它们互相匹配。

用血液制成的食物
和对血液有益的食物

你也许吃过用猪血制成的"黑布丁"，其他用血液制成的食物还有血香肠和血蛋糕。听起来可能有点可怕，不过用血液制成的食物对于给我们补血非常有益。这些食物富含铁，这对血红蛋白非常重要。你已经知道了，血红蛋白会把氧输送到身体的各个部分。

铁还存在于很多蔬菜中，比如西蓝花和菠菜。除此之外，动物肝脏制成的食品中也含有丰富的铁。

如果我们通过食物摄取的铁过少的话，就会变得非常疲惫和乏力。女性在月经期（见第 87 页）补铁尤其重要，因为那时她们会流失一部分血液。

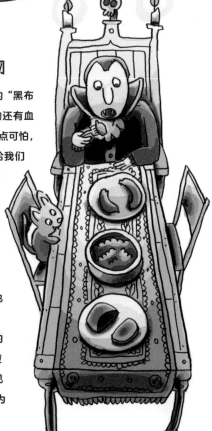

抓人游戏

脉搏加快的时候就代表心脏得到了锻炼。跑步、游泳、划船或是跳舞,任何能加快脉搏的运动都行。如果我们的人数超过了六个(人越多越有意思),我们可以来玩"血细胞抓人"游戏。

我们唯一需要的道具是游戏带,或者类似的东西,要有两种不同的颜色,最好是红色和黑色。如果有六个人参与游戏,就需要四根红带子和五根黑带子。然后,"白细胞"与"细菌"之间的战斗就可以开始了。

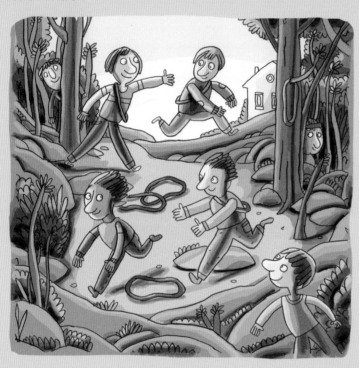

规则:

1. 除了两个人,其余所有游戏者都是红细胞。"红细胞"戴上红带子。

2. 另外两个人一个是细菌(戴黑带子),一个是白细胞(不戴带子)。把剩下的黑带子都堆在中间。

3. 黑色的"细菌"去抓"红细胞",所有被抓住的"红细胞"将变成"细菌"。新的"细菌"必须交回红带子,戴上黑带子,然后才可以去抓别人。

4. "白细胞"去抓那些黑色的"细菌",把他们变成"白细胞"。被抓住的"细菌"要跑去交回他们的黑带子,然后才能去抓别人。

5. 两个互相联手的黑"细菌"可以去抓一个"白细胞",把他变成"细菌"。

6. 如果最后"白细胞"没了,那么"细菌"获胜;反过来,如果最后"细菌"没了,那么"白细胞"获胜。

王室病

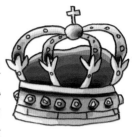

如果有人得了血友病,那是因为体内缺乏某些物质(一类蛋白质)来帮助血液凝结(见第 30 页)。换句话说,如果他们有伤口流血的话,就很难把血止住。过去这几乎总是会导致死亡,因为如果身体内部出血止不住的话,会造成灾难性的后果。现在,人们可以通过注射来定期补充所需的蛋白质。

血友病是一种遗传性疾病,经常被叫作"王室病"。这个故事听起来也许有些奇怪——英国的维多利亚女王(她一直活到 1901 年)带有这种致病基因(更多关于基因和遗传学的内容请见第 54 页),但她本人并没有得病,而她的后代可能会患上先天性血友病。由于英国的王子和公主们通常会跟其他国家的公主和王子结婚生子,所以这种致病基因就传到了好多欧洲王室家族里。

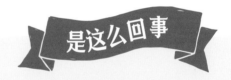

是这么回事

当心脏停止跳动的时候

我们经常说,心脏停止跳动,一个人就死了,不过现在已经不再是这样了。在瑞典,1988 年以后,只有大脑功能停止运转,一个人才算是死亡。

确诊为脑死亡需要两个条件,首先是这个人无法自主呼吸,其次是无法测量到他大脑的活动。为了安全起见,要进行两次检查,至少要间隔两个小时。

把心脏死亡改为脑死亡的原因是,我们可以进行器官移植,把一个脑死亡的人还在工作的心脏移植给另一个不换心脏就会死的人。

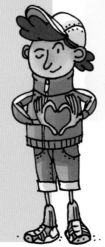

我们为什么会用心脏来作为爱情的象征,用血液来作为生命的象征呢?我们将在下一页来讲述。

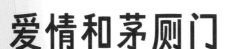

爱情和茅厕门

你有没有想过，这世界上有多少东西是跟心脏和血液联系在一起的？比如我们语言中的某些象征物，图像、歌词以及其他好多东西。而它们到底又意味着什么呢？

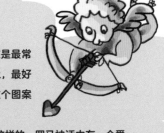

被箭刺穿的心脏

至少在以前，一个被一支箭刺穿的心脏是最常见的爱情象征。人们把这个图案刻到树皮上，最好还在心脏上写上爱人的名字，还有些人把这个图案刻画在身上。

心脏代表爱情，可是那支箭呢？故事是这样的，罗马神话中有一个爱神，名叫丘比特（在此之前，希腊神话中已经有一个爱神叫厄洛斯），丘比特用他的弓把一支箭射进一个人的心脏时，这个人就会立刻爱上他所见的第一个人。

爱情源于心脏吗？

我们有时候会说，要听从自己的内心（而不是大脑）。这话的意思是，有时候倾听自己的感觉是聪明的做法，至于从长远看怎样做才是明智的，不用去想太多。

从某种意义上说，爱情确实源于心脏。不管怎么说，心脏会对爱情做出反应。

当你看着（或只是想着）你爱的那个人时，大脑会产生许多不同的物质，让我们感到很愉悦，其中有的物质也会让心脏跳得更快。

不过话说回来，当我们受到惊吓时，心脏也会跳得很快……

杉果

大约公元14世纪以前，人们通常把心脏想象成杉果的样子。在那些非常古老的绘画中，人们通常会用一些树叶的形状来代表我们今天的心形。

茅厕

那些古老的露天茅厕门上常常会有一个心形的洞，好让光能够透进去一些。为什么偏偏要用心脏的形状，这个没有人能确切知道，也许是一种古老的传统吧。在所有的茅厕上都使用相同的标识，这样人们在内急的时候就能迅速看到该往哪儿跑。在过去，人们还经常用一个简单的心形作为家具等物品的装饰。

另一种解释是，茅厕门上的心脏其实是一个倒转的屁股——没有多少人相信这种说法。

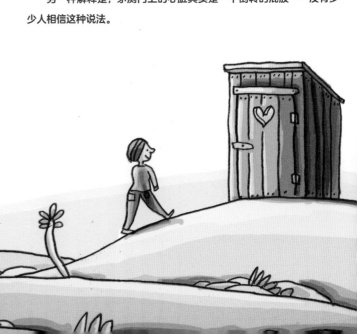

蓝血贵族

过去我们总说，来自伯爵和男爵这些贵族家庭的人，他们的血是蓝色的。因为其他人都在田野里劳作，饱受风吹日晒，富人们则坐在室内，不会被太阳晒到，因此他们的静脉在白皮肤之下看起来更加清晰——你已经知道了，静脉里的血是蓝紫色的（见第28页）。

其实，有些动物的血真的是蓝色的。

人血液中的红色来自血红蛋白这种有色物质。有些动物，比如虾类、章鱼和蜘蛛，它们的血液中则有一种叫血蓝蛋白的有色物质。血蓝蛋白跟氧结合后就会变成蓝色，这是因为血蓝蛋白不会与铁相结合，而是与铜结合。

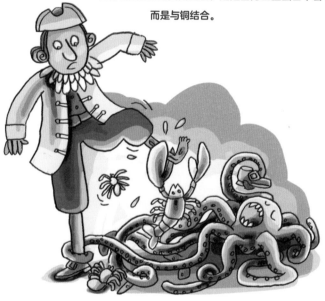

动物

温血与冷血

人跟其他所有哺乳动物一样，属于温血动物。冷血动物，比如爬行动物和鱼类，它们的血其实并不是冷的，而是通常跟周围环境有着一样的温度，因此我们现在常常把它们叫作变温动物。

当我们说到马的品种，说有些马是温血马、有些马是冷血马的时候，其实并不是指血的温度，而指的是马的性情。冷血马据说比较冷静，而温血马比较刚烈。

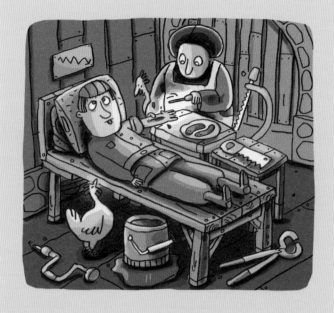

水蛭和放血

大约2000年前，人们一直认为我们的身体里有四种不同的液体：血液、黏液、黄胆汁和黑胆汁（其实是凝结的血液）。这时有一位叫盖伦的希腊医生想：我们生病不会是跟这些液体有关吧？因为它们失衡了，或者具体地说，因为体内的某种液体太多或者太少了。

在数百年的时间里，几乎所有人都相信盖伦的这个理论。人们尤其怀疑，过多的血会引起各种痛苦，而放掉一些血应该可以治愈大部分疾病，这被称为"放血疗法"。最简单的就是人们在静脉上割一道口子，让血流出来；另一种方法是让水蛭去吸患者的血。人们想象着疾病会随着血液流出去。

一直到19世纪50年代，人们还常常给患病的人放血，但这只会让已经很虚弱的病人因为贫血而更加虚弱——真是个疯狂的主意。

可是……事实上，有些疾病的治疗仍然在采用放血的方式，其中有两种叫作红细胞增多症和血色病。红细胞增多症意味着骨髓中生成了过多的红细胞，而血色病是指肠道吸收了过多的铁，然后这些铁聚集在了身体里（如你所知，血液里含有大量的铁）。

一颗跳动的心脏代表着生命，这个生命会一直持续到咽下最后一口气。等一下，我们还得呼吸！呼吸是怎么回事？读到下一章你就会知道了。

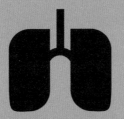

呼吸和肺

呼吸很重要，这个大家都知道。可是呼吸为什么这么重要？我们为什么要一直呼吸？一个星期呼吸一次不够吗？问题可真不少，答案就在这里。

我们为什么要呼吸？

你吸气是为了让身体得到氧，你呼气是为了排出二氧化碳和其他身体不需要的气态物质，这个过程被称为气体交换。

你的身体是不会完全停止运转的，哪怕是在你睡觉的时候，大脑在运转，心脏在运转，你身上的一些肌肉也在工作。为了给这一切制造燃料，就必须提供氧。

有时候你会呼吸得格外快，吸入很多空气，你一定知道这种情况发生在什么时候。没错，是在你跑步的时候，或是让身体以别的方式剧烈运动的时候，这时肌肉需要很多的氧才能运转。

如果你不是很用力的话，每分钟的呼吸次数大概在 12 ~ 20 次，这意味着每分钟有 5 升多一点的空气经过你的肺（如果你还没成年，那大约是 7 ~ 8 升）。如果你现在是 7 岁，那么自打你出生以来，你已经呼吸大约 5000 万次了。

关于呼吸的快速教程

你已经习惯成自然，忘记了怎么呼吸？没关系，这里有一份快速教程，告诉你呼吸是如何进行的（更多的细节，你可以在下一页读到）。

1 吸入

通过鼻子和嘴吸入空气，让空气继续往下经过气管到达肺部。

2 呼出

进行一次气体交换，使得空气中的氧气跟体内的二氧化碳交换位置，通过反向路径将空气往上压。完成！

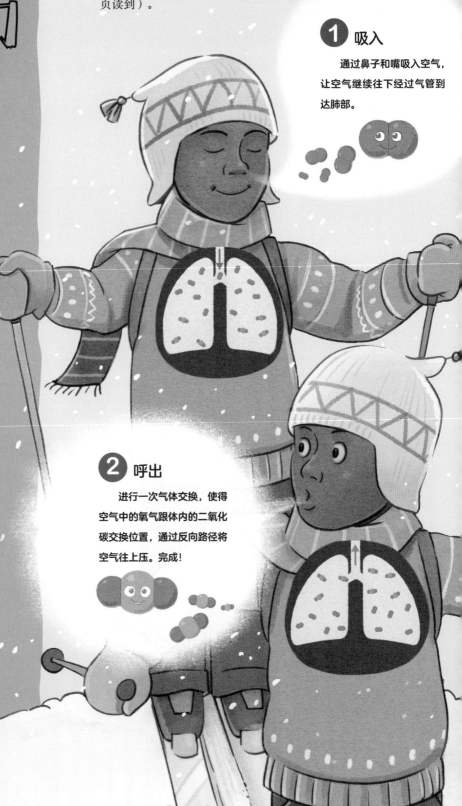

血氧饱和度

这是一台血氧仪，医生或护士把它戴在你的指尖上，来测量你的血氧饱和度。

一闪一闪的亮光被释放到指尖上，一部分光被血液中的血红蛋白（见第 28 页）拦截了，于是我们可以计算出运载氧的血红蛋白的数量。如果血氧饱和度低，表明身体有所不适，这时需要做进一步的检查来看看是什么地方出了问题。

氧是用来做什么的?

所有的机器都需要燃料，比如一台汽车发动机需要汽油、柴油、燃气或者电来运转。我们身体所需的燃料叫作三磷酸腺苷（ATP）。

我们的身体是由细胞构成的（更多内容请见第 50 页），每一个细胞里都有类似小型发电站的东西，它们被称为线粒体。线粒体将能量（来自我们吃的食物）和氧（来自吸入的空气）转变成身体的燃料 ATP。

在诸如肌肉细胞和肝细胞这些消耗大量燃料的细胞里，可以存在成千上万个小型线粒体"发电站"。

没有呼吸就没有氧，没有氧就没有燃料，没有燃料，机器就不能运转——人体这部机器正是如此。

输入　输出

空气　三磷酸腺苷

身体素质

你的身体素质好吗? 应该不错吧? 孩子们的承受力常常是无限的。可身体素质到底是什么呢? 嗯，它也跟氧有关。

当我们衡量身体素质的时候，我们衡量的是身体获得氧的能力好不好。所以，重要的不是我们吸入了多少空气，而是这些空气中的氧有多少能被身体利用，这被称作摄氧能力，可以通过锻炼来加强。

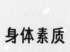

动物

所有动物都呼吸吗?

所有大型的陆生动物都用肺呼吸；鱼用鳃呼吸——不过有些鱼也长着一种肺；有些两栖动物（既能生活在水中也能生活在陆地上的爬行动物和蛙类）长着肺，但它们也能通过皮肤吸收氧；昆虫、蜘蛛、蜈蚣和蝎子这些节肢动物通过皮肤或是壳上的孔直接从空气中获取氧。

所有动物的共同点是：都需要氧来维持生命。（细菌虽然也是生物，但不被归为动物。对于有些细菌来说，氧是有毒的。）

不过，所有规律都有例外。2010 年，在希腊附近海域 3000 多米深的海里，人们第一次发现了不需要氧就能生存的多细胞生物（细菌是单细胞生物）。它们属于铠甲动物的一种，只有几毫米大。

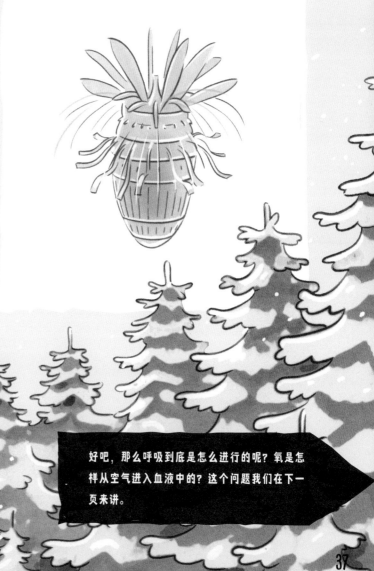

好吧，那么呼吸到底是怎么进行的呢? 氧是怎样从空气进入血液中的? 这个问题我们在下一页来讲。

吸入和呼出

没有食物的话，我们坚持不了几周。没有水的话，我们坚持不了几天。而没有氧呢？嗯，我们可能坚持不了几分钟。做个深呼吸，让你的大脑获得充足的燃料来理解我们到底是怎样获得氧的。

从鼻子、嘴巴到肺

现在我们将跟随几粒空气分子经过你的呼吸道，来到你的肺里。一路上，空气被加热、被湿润，保证敏感的肺不会受到损伤。

1 进气口

你有两个空气入口：鼻子和嘴巴。通常你是用鼻子呼吸的，但如果你的鼻子堵住了，或是必须快速得到大量空气，这时你会改用嘴巴呼吸。我们不能同时用鼻子和嘴巴呼吸，不信你试试看。

2 鼻子

一进入鼻孔，就会遇到坚硬的鼻毛，它们的作用是阻挡脏东西和灰尘，黑黑的鼻屎就是这么产生的。再往里，空气会被鼻甲上的血管加热。鼻腔的内壁覆盖着一层黏膜，上面长着细小的纤毛，如果有脏东西或细菌进入就会被粘在黏膜上。然后，纤毛将这些微粒送入喉咙，它们被吞进肚子，随后被胃里的酸液分解掉。

3 咽部

来到咽部的还有嘴巴吸入的空气。此外，空气的路径与通往胃的食物的路径在此交会。咽有扁桃体，帮助阻止病毒和细菌继续往下。我们可以从咽部吐出或咳出痰液及不该继续往下走的颗粒物质。

4 喉头

在脖子的前部，有一个硬硬的突起，它叫作喉结，是喉头的一部分。这里还有通往气管的入口，被会厌保护着。当你吞咽的时候，会厌会盖住气管，这样食物就不会掉进肺里。喉头上还长着声带（见下页）。

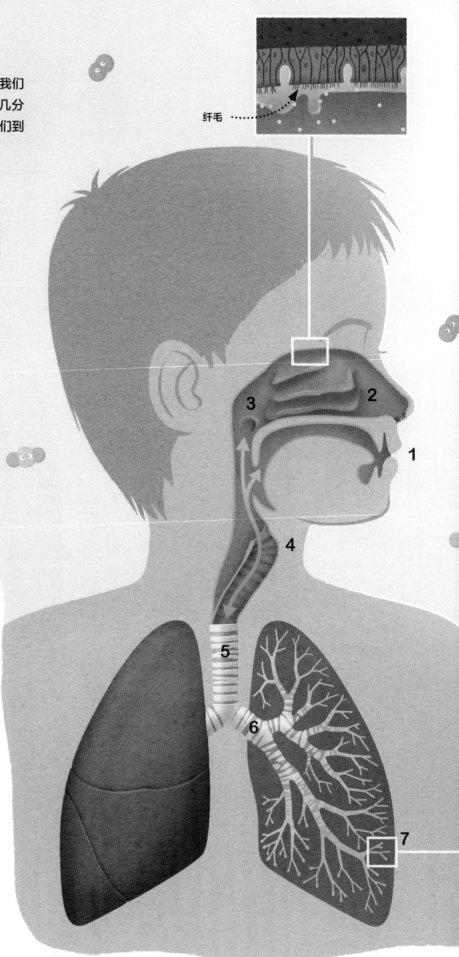

纤毛

阿嚏！

当你鼻子发痒的时候，身体会怀疑有什么异物被吸了进来，于是会迅速地通过打喷嚏来把空气通道清干净。当你不小心直视太阳或是强烈的灯光时，是不是经常会打喷嚏？在某些人身上，大脑里有两条神经路径，一条来自眼睛，一条来自鼻子。这两条神经路径挨得非常近，传得信号可能会"溢"出来。这种病症被叫作"强迫性常染色体显性遗传性光眼激发综合征"（大致意思是：遗传性的、强制性的、与光-眼关联的突发症），简称是ACHOO综合征，主要表现为患者接触到强光之后就会不由自主地打喷嚏。

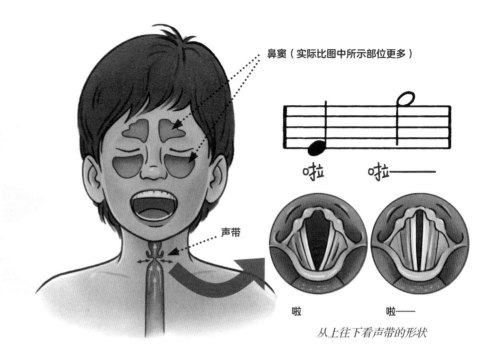

鼻窦（实际比图中所示部位更多）

声带

啦　　啦——

啦　　啦——

从上往下看声带的形状

声音

我们的身体充满了巧妙的设计。比如，我们可以运用呼出的空气来说话。

当呼出的空气被挤压到喉头的时候，可以让声带产生振动。当你正常呼吸而不说话的时候，声带看起来像一个打开的"V"。而当你想发声的时候，肌肉会让声带开着的部分收缩起来。一条细细的缝能制造出高音，一条比较宽的缝能制造出低音。

成年人的声音比孩子浑厚，男人的声音通常比女人低沉，这都取决于声带的形状。长而有韧性的声带制造出的声音更为低沉。

身体中的各种空腔可以增强我们发出的音量，比如嘴、喉咙和胸腔。有些出乎意料的是，我们的头骨里面也有空腔，它们叫作鼻窦，位于鼻子的后部。正如身体其他部位一样，鼻窦也有很多功能，除了增强音量以外，它们还减轻了我们脑袋的重量。

气管

下一站是气管，它由一堆马蹄形的软骨构成，长约10厘米。气管里也有黏膜和纤毛。

⑥ 支气管

由气管分出的两条支气管，各自通往一个肺。在肺里，它们形成越来越多的分支，变成越来越细的支气管。

⑦ 肺泡

支气管的尽头是肺泡。肺泡壁极薄，可以被氧和二氧化碳穿透。就是在这里，我们吸入的氧和来自血管的二氧化碳进行了交换，氧进入血液，而二氧化碳跟随呼出的空气排出。这个过程叫作气体交换。

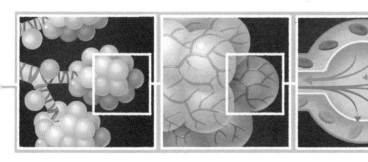

实验

吹草

双手夹住一片扁平的草叶，尽量将草叶拉直，然后从你拇指间的缝隙向里吹气。听到美妙的声音了没？

这个现象的原理跟你声带发声的原理是一样的，穿过缝隙的空气迫使草叶发生了振动。

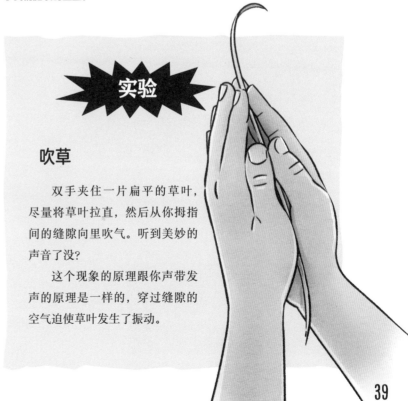

新鲜的空气

现在你基本知道了氧的重要性，以及空气是怎样在身体中流动的，可是我们还没怎么讲到肺本身。下面我们就来讲一讲。

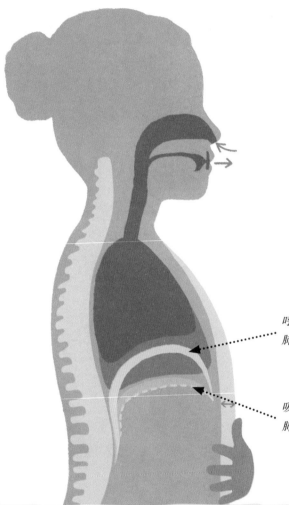

呼出气体=腹部收缩，
肺和膈肌上提

吸入气体=腹部鼓起，
肺和膈肌下降

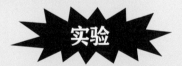

你是否呼吸正常？

把手放在腹部，做深呼吸。如果你的呼吸方式是正确的，当你吸入气体时腹部会鼓起来，呼出气体时腹部会瘪下去。这个过程中腹部的肌肉也参与了呼吸：当你吸入气体时，它们处于放松状态，给了膈肌更多绷紧的空间，这时肺可以容纳更多的空气；而当你呼出气体时，腹部肌肉加大了对处于放松状态的膈肌的压迫力度，使得膈肌在向上弯曲时有了额外的推力。

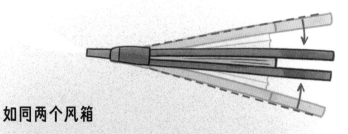

如同两个风箱

要理解肺的工作原理，最简单的方式是去看手风器是怎么工作的。正如你所知，手风器是用来吹火、给火增加氧气的（是的，火也需要氧气）。

将手风器的两个手柄打开，手风器里就会充满空气；合上手柄，空气就会被挤出。等一下，就这么简单？其实不是，肺的功能可能比这还要简单。在肺里，空气进出都是通过同一个通道（尽管呼气时绝大部分氧气已经被置换成了二氧化碳，这个你已经知道了）。

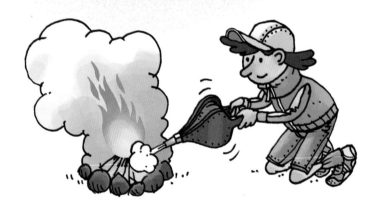

一次呼吸

当我们呼吸时，肺其实不会自行运转，是它周围的肌肉在负责呼吸这件事。肺更像是两个装着空气的袋子，空气的多少取决于它们有多大的空间。吸气时，肋骨周围和中间的小肌肉将肋骨抬升，使得胸腔扩大。同时，膈肌（也叫横膈膜，是位于肺部下面的一块肌肉）绷紧变平，使得肺获得了更大的扩张空间。

呼气的过程正好相反。膈肌放松、抬升，使得肺的空间变小，空气被挤压出去。如果我们需要快速呼吸的话，肋骨周围的肌肉可以通过挤压肋骨的方式来协助。如果我们需要额外的力量，比如当我们咳嗽或是高声唱歌时，盆腔也会来帮忙（主要是腹部最下面的肌肉在支持和提升腹腔中的器官）。

歌剧演员有一种特殊的演唱技巧，这种技巧就是建立在这个原理上的。为了让自己的声音盖过一整支管弦乐队，他们要用力地绷紧腹部的肌肉，把空气从肺里挤出去。跟手风器很像是不是？由此可见，肌肉的力量真是必不可少。

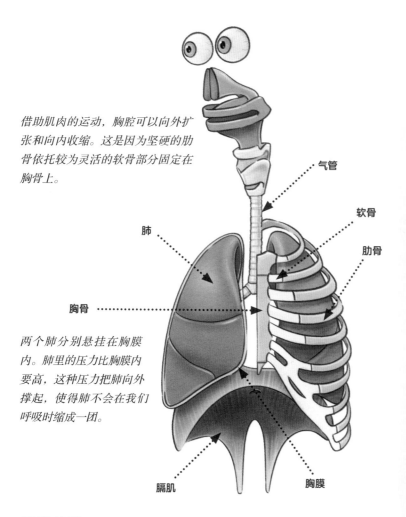

借助肌肉的运动，胸腔可以向外扩张和向内收缩。这是因为坚硬的肋骨依托较为灵活的软骨部分固定在胸骨上。

气管

软骨

肺

肋骨

胸骨

两个肺分别悬挂在胸膜内。肺里的压力比胸膜内要高，这种压力把肺向外撑起，使得肺不会在我们呼吸时缩成一团。

膈肌

胸膜

健康的肺

我们怎样才能保持肺与呼吸道的健康和强壮？正如心脏、肌肉和身体其他所有部位一样，要让身体动起来。对肺来说，最重要的是我们不去做什么。你能猜到是什么吗？

是的，不要吸烟。很简单，对吧？

吸烟会损伤支气管和气管的纤毛、黏膜。长期吸烟最终会对肺造成严重的损伤，使得它几乎无法工作。抽烟可以导致肺癌和慢性阻塞性肺病，"慢性阻塞性"的意思是指无法治愈的障碍。很多人死于这两种极其危险的疾病。

永远——不要——吸烟。

缺氧

你能憋多久的气？肯定不能像淡水乌龟憋得那么久。有些种类的淡水乌龟可以在湖底度过一整个冬天，那里甚至没有氧气。这些乌龟关闭了几乎所有身体功能，这样它们就完全不需要氧了。通过这种方式，三个月没有氧气它们也能活下来。

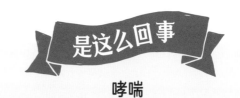
哮喘

哮喘是一种呼吸道疾病，它使得人们每一次呼吸都很难获得足够的空气——支气管不是肿了就是瘪了，这两种情况都会导致气体难以进出呼吸道。

儿童比成年人更容易得哮喘，这与哮喘的致病原因直接相关。

有一种哮喘叫作过敏性哮喘，通常是在人们遇到某种过敏性物质——比如花粉和动物毛发——的时候发病。过敏性哮喘在儿童中最为常见，通常会随着年龄增长自愈。

很小的孩子还会得感染性哮喘：孩子感冒的时候，支气管会因肿胀而阻塞。

非过敏性哮喘是因为呼吸道发生了炎症。一旦得了非过敏性哮喘，它就会伴随人的一生，不过发病程度和发病频率会有所变化。

治疗的方法是使用一种扩张支气管的药物，通常是用喷雾器来让人把这种药物吸入。

哮喘听起来非常可怕，但并不危险。病人可以像其他人一样锻炼和游戏，只是在室外天气较冷或是感冒的情况下需要更加小心。

很多患病的感受我们难以体会，不过对于哮喘，我们可以比较直观地去体验一下。

拿一根吸管放进嘴里，捏住鼻子，通过这根吸管来呼吸。

是不是感觉呼吸很困难？

很多得哮喘的人描述自己的症状就是这样，幸好目前有疗效不错的药物可以治疗。

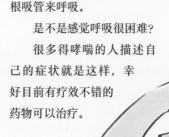

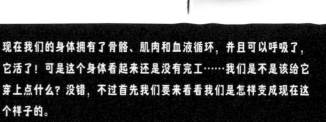

现在我们的身体拥有了骨骼、肌肉和血液循环，并且可以呼吸了，它活了！可是这个身体看起来还是没有完工……我们是不是该给它穿上点什么？没错，不过首先我们要来看看我们是怎样变成现在这个样子的。

41

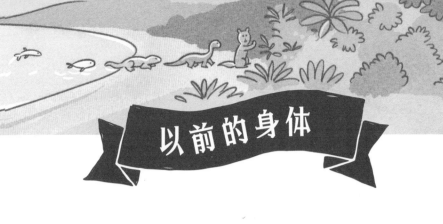

以前的身体

人体是怎么演变成现在这个样子的？我们为什么用两条腿走路？我们为什么有大脑？我们为什么是唯一可以互相交谈的物种？要了解这些，我们必须回到过去，遥远的过去。

所有的动物，包括人，都在随着时间演变。最适应环境的动物活了下来，并且繁衍了很多继承其特征的后代，慢慢地，整个物种都发生了变化。进化使我们人类变成了现在这个样子。

最早的**灵长目动物**（所有类猴动物包括人类都属于灵长目动物）可能是类似于松鼠的小型生物，生活在6500万～8500万年前。从它们身上，我们继承了灵活的肩关节、分开的大拇指和面向前方的眼睛。

600万～700万年前，出现了人类所属的家族——**南方古猿**，这可能是最早直立行走的灵长目动物。从那时开始，人类的祖先从类人猿（黑猩猩、大猩猩和猩猩）中分离出来，形成了自己的进化分支。不过对于人类成为人类的确切时间，科学家们还没有完全达成共识。

在接下来的几百万年里，出现了很多新的古人类。在大约250万年前，其中一些古人类有了更大的大脑——**能人**诞生了。

能人是一种早期物种，他们身材矮小，平均身高只有130厘米。"能人"这个名字的意思是"双手灵巧的人"。能人可以用石头制造简单的工具。

190万年前出现了**直立人**。他们生活在非洲，其中有好几支从那里迁徙到了世界其他地方。其中一支到了欧洲，演变成了**尼安德特人**（因德国尼安德特山谷而得名，人们最早在那里找到他们的遗骨）。

直立人拥有工具和武器，可能会生火。尽管他们身高比能人高，手臂却比能人要短。

身体看起来跟如今的我们一样的**早期智人**，最早出现在大约20万年前。他们有着跟我们一样的头形和相似的牙齿，假如我们在街上遇到一个早期智人，我们应该不会注意到他有什么不同，如果他穿着跟我们一样的衣服。不同的是，我们的语言进步了，我们在制造先进的工具方面也比他们更能干。

10万年前，一群晚期智人离开非洲，来到世界各地。他们遇到了由更早以前离开非洲的那部分直立人演变而成的种群，比如尼安德特人，结局是只有晚期智人存活了下来。不过，有些情况是他们也会种群融合生下共同的孩子。所以，现代人类的DNA（脱氧核糖核酸，见第54页）有一小部分来自尼安德特人。当然，非洲人除外，因为一直留在非洲的那些人，不可能遇到生活在欧洲的尼安德特人。

尼安德特人比我们更为强壮有力，他们也许不那么具有攻击性，也不像我们这么聪明。人类为何能如此成功？因为进化使我们拥有了更多良好的条件。我们有更大容量、更聪明的大脑；有分开的手指，可以轻松地制造工具、武器和庇护所；我们会使用语言，可以更方便地制订计划和进行合作。这些因素使我们非常善于适应各种不同的环境和情况，因此造就了人类文明。跟其他很多动物比起来，我们的身体绝不是最强大、最敏捷的，但是运转得足够好。进化让我们与众不同。

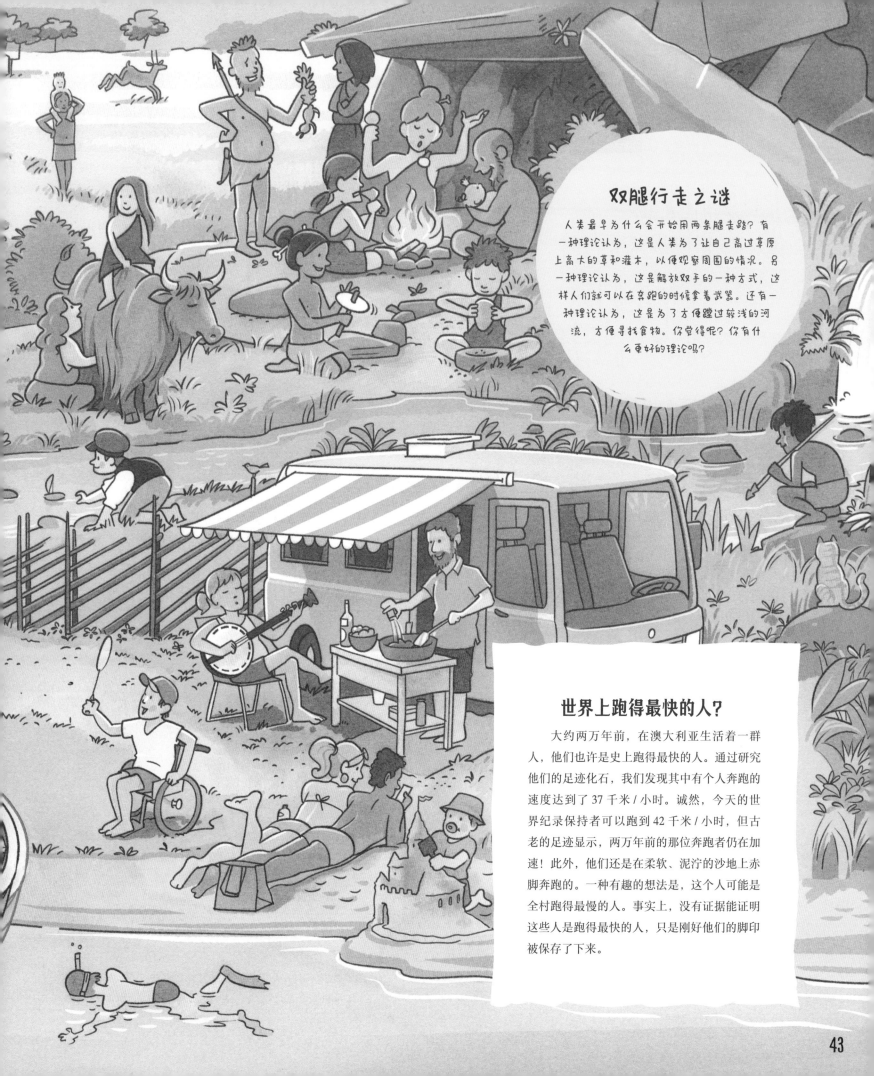

人类最早为什么会开始用两条腿走路？有一种理论认为，这是人类为了让自己高过草原上高大的草和灌木，以便观察周围的情况。另一种理论认为，这是解放双手的一种方式，这样人们就可以在奔跑的时候拿着武器。还有一种理论认为，这是为了方便蹚过较浅的河流，方便寻找食物。你觉得呢？你有什么更好的理论吗？

世界上跑得最快的人？

大约两万年前，在澳大利亚生活着一群人，他们也许是史上跑得最快的人。通过研究他们的足迹化石，我们发现其中有个人奔跑的速度达到了 37 千米 / 小时。诚然，今天的世界纪录保持者可以跑到 42 千米 / 小时，但古老的足迹显示，两万年前的那位奔跑者仍在加速！此外，他们还是在柔软、泥泞的沙地上赤脚奔跑的。一种有趣的想法是，这个人可能是全村跑得最慢的人。事实上，没有证据能证明这些人是跑得最快的人，只是刚好他们的脚印被保存了下来。

43

皮肤、毛发和指甲

身体最外面的一层是皮肤，应该不难理解，它的作用是保护我们。可为什么我们长的是皮肤而不是壳呢？我们身上大部分地方长着毛发，手指上长着手指甲，脚趾上长着脚指甲，这些都是我们会装饰美化的部位。它们还有别的用处吗？

———————◆———————

我们为什么有皮肤、毛发和指甲？

关于我们为什么需要皮肤的问题，你可以看右边的内容。

头发可以保护我们的脑袋免受阳光的伤害，因此，生活在温暖国度的人们通常长着浓密并且卷曲的头发。眉毛能阻挡汗水和雨水，保护眼睛。睫毛的作用是把沙子和其他细微的脏物过滤掉。

可是为什么我们身上的毛发那么少，而种群上跟我们最接近的猴子，身上的毛发要多得多呢？这个问题没有确切的答案，不过存在各种说法。你认为是什么原因？

在我们撕包装上的标签、剥橘子、给别人挠背的时候，手指甲帮了我们很大的忙。但它们却不是那种可以抵御猛兽的利爪，尽管指甲一开始是从爪子演变而来的。

手指甲还能对敏感的指尖起到一定的保护作用。而脚指甲呢？是的，脚指甲能对脚趾起到一定的保护作用，不过它们主要还是爪子进化为脚之后留下的痕迹。

我们为什么需要皮肤？

假如我们像脱下一件冬天的外套一样，从自己的皮肤里走出来（你可千万别去尝试），你会发现，皮肤一点儿也不松弛，相反，它很强韧，而且很光滑。具有这些特性的皮肤用处非常多，主要有以下几个方面：

1 保护

皮肤能够保护我们，帮我们应对风吹日晒、寒冷等情况，还能阻挡细菌和病毒进入其他重要器官。此外，皮肤还能抵御轻微的撞击，并能将有毒或者有危险的其他物质阻挡在体外。

2 制造维生素D

皮肤在阳光的帮助下能制造维生素 D。我们需要维生素 D 来帮助身体获得构成骨骼的钙。

3 调节体温

在我们的皮肤下面，有一层脂肪，它可以把我们的身体与外界的寒冷隔离开来（此外还能发挥减震器的作用）。另外在相反的情况下，皮肤也能起作用，那就是当我们太热时，我们会通过皮肤排出汗液，出汗会使身体降温。

4 感知周围的世界

皮肤上布满了感觉细胞，让我们能够感知冷暖、锋利与否，但最重要的是，让我们能够互相感知对方。我们会讨论人与人之间的距离和身体接触，因为我们不希望让对方感到不舒服。甚至当两位总统会面时，也会从握手开始——让感觉细胞熟悉彼此。

我们还可以用皮肤来释放信号，比如我们会脸红。

5 让身体的各个部位固定在各自的位置上

皮肤将身体的各个部分包裹在一起。假如我们的一段肠子钩在了门把手上——哎呀，那就太危险了！皮肤在保持身体各个部位的固定性方面发挥了重要作用。

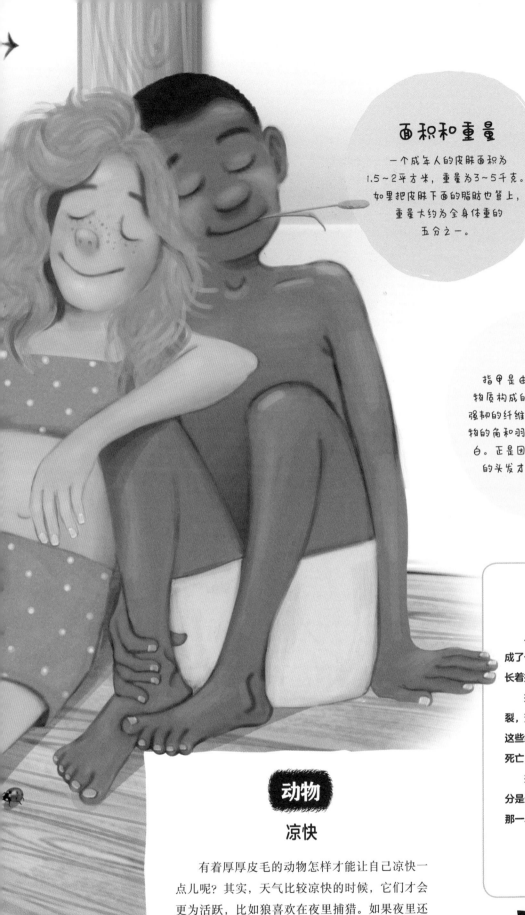

面积和重量

一个成年人的皮肤面积为1.5~2平方米，重量为3~5千克。如果把皮肤下面的脂肪也算上，重量大约为全身体重的五分之一。

硬度

指甲是由一种叫角蛋白的物质构成的，这是一种喜欢在强韧的纤维中聚集的蛋白质。动物的角和羽毛中也含有很多角蛋白。正是因为有了角蛋白，我们的头发才会是顺直的样子。

生长的头发和指甲

头发长一厘米大约需要一个月的时间。指甲一个月大约长三毫米。

有人说人死后头发和指甲会继续生长，这是假的。不过有可能看起来是这样，因为人死后皮肤会收缩，所以指甲和头发就显得更长了。

指甲工厂

上皮在指甲长出来的地方形成了一个褶皱，在这个褶皱里长着指甲根。

指甲根里的细胞不断分裂，变得越来越多，然后这些细胞不断往前移动，死亡，角化（变硬）。

指甲上唯一活着的部分是最接近指甲根部的那一段。

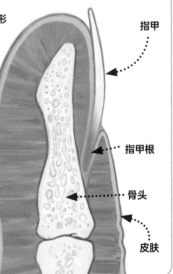

指甲

指甲根

骨头

皮肤

动物

凉快

有着厚厚皮毛的动物怎样才能让自己凉快一点儿呢？其实，天气比较凉快的时候，它们才会更为活跃，比如狼喜欢在夜里捕猎。如果夜里还不够凉快的话，它们就会通过大口喘气，把没有毛发的舌头伸出体外来降温。这一点你可以从狼的近亲——狗的身上发现，对吗？

当我们的皮肤表面被划伤时，皮肤下面是什么样子的？皮肤里面有什么？来看看下一页，你就知道了。

皮肤的上面、下面和里面

皮肤不只是一个保护层，它更是一个单独的器官（器官是拥有特殊形状和功能的身体单位），就像心脏和肺一样。下面我们就来看看皮肤是怎样工作的。

一层又一层

抵御寒冷的最好办法就是穿上一层又一层的衣服。最里面穿柔软、舒适的一层，外面加上暖和的一层，最外面再来一层抵御风雨。皮肤也由三层组成，它们是：

1 表皮

我们所能看见的皮肤部分。最外面的一层（被称为角质层）是由死去的细胞构成的，它因为角蛋白而变硬了（见第45页），能给我们提供很好的保护。

2 真皮

所有好玩的事情，都发生在强韧而富有弹性的真皮里。血管、淋巴管、触觉小体、神经、毛囊、汗腺和皮脂腺都在这里安家，真皮中的血管调节着我们的体温。

3 皮下组织

真皮和皮下组织之间没有明确的界限。我们往下走得越深，构成皮肤的结缔组织中的脂肪细胞就越多，这一部分就被称为皮下组织。脂肪能抵御寒冷，缓冲碰撞。脂肪中储藏着能量，整个皮下组织中还有很多液体，它们都是作为一种额外的储备而存在的。

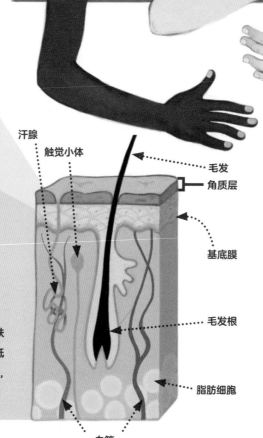

汗腺
触觉小体
毛发
角质层
基底膜
毛发根
脂肪细胞
血管

我们身上最薄的皮肤是眼皮。

最厚的皮肤

我们身上最厚的皮肤自然是位于脂肪最厚的地方，因为脂肪层也属于皮下组织。

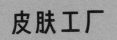

皮肤工厂

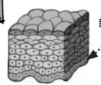

新的皮肤细胞

1 在表皮和真皮之间，有一层薄薄的东西，叫作基底膜。皮肤细胞在这里不断地分裂，变得越来越多。

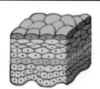

2 因为最外面的角质层会被磨损，所以新的细胞会从下面源源不断地补充上来，成为表皮。

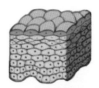

3 当它们接近皮肤最表面时就会死去，产生角蛋白而变硬，然后它们就成了起保护作用的角质层的一部分。

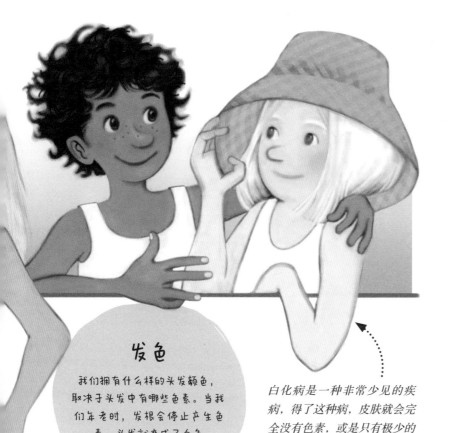

肤色

在表皮的最下面，基底膜的上方，长着带色素（黑色素）的细胞。这些色素对一部分有害的太阳辐射具有一定的防护作用，你在阳光下待得越久，起保护作用的色素就会生成得越多，你的肤色就会越深。

可是阳光怎么会有害呢？因为阳光含有紫外线辐射（这是一部分我们看不见的光线），而紫外线辐射会损伤我们的 DNA，导致各种皮肤癌。因此皮肤中的色素生成，以及使用遮阳伞、帽子、衣服和防晒霜来抵御阳光是很重要的。

相比于阳光强烈的澳大利亚，在纬度较高、日照不是很充足的瑞典，防晒的麻烦则要小得多。因为澳大利亚人的祖先很多曾经生活在英国，所以他们的后代也更适应阴雨天而不是艳阳天，但对于如今的澳大利亚人来说，皮肤中的色素不能给予他们足够的天然保护。

我们从人的肤色上可以看出他们祖先生活的地方是冷还是热。因为在炎热的气候环境中，人们出生时身上就带有很多色素，所以他们从小就能够很好地适应当地的气候，他们的后代也会继承这种特征。不过，这也是我们唯一可以从肤色中读取的信息。

发色

我们拥有什么样的头发颜色，取决于头发中有哪些色素。当我们年老时，发根会停止产生色素，头发就变成了白色或灰色。

白化病是一种非常少见的疾病，得了这种病，皮肤就会完全没有色素，或是只有极少的色素。人和动物都会得白化病。

头发

头发在毛囊中形成，每一根头发都有一个毛囊。毛囊的形状决定了头发的形状，也就决定了我们会得到什么样的天然发型。直发是由截面呈圆形的头发构成的，波浪卷发是由截面呈椭圆形的头发构成的，细密卷发是由截面呈扁平形的头发构成的。

我们的头上大约有 120,000 根头发。棕色头发的人发量最多，红色头发的人发量最少。我们每天大约会掉 100 根头发，它们在我们头上"存活"的时间在两年到五年之间。一有头发掉下来，毛囊就会开始制造新的头发。每一个毛囊在退化之前，能进行大约 20 次这样的造新工作。

毫毛

我们的身上其实到处都长着毛发（手掌和脚掌是两个例外）。大部分毛发是看不出来的，因为它们很短很细，不含色素，它们被称为毫毛（也叫汗毛）。看一下你小臂上的毫毛，你就明白了。

小孩的毫毛比成年人多，因为到了青春期（见第 86 页），一部分毫毛才会长成粗硬的终毛——特别是在腋下、腿和生殖器周围这些地方。

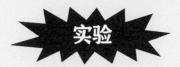

指纹

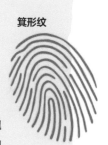

箕形纹

每个人的指纹都不相同，甚至连同卵双胞胎的指纹都不一样。如果警察在犯罪现场找到了罪犯的指纹，罪犯可就惨了。警察（或是协助警察的技术人员）搜寻的指纹有三种基本类型：**箕形纹、斗形纹和弓形纹。** 然后他们会仔细研究，以锁定犯罪分子。

斗形纹

要看看你的指纹是什么类型，你只需要一块印泥（在玩具店或文具店都有）和一张用来按手印的纸。用大拇指按印泥，然后再把大拇指按到纸上。你可以用一个放大镜清晰地观察自己的指纹。

弓形纹

你在妈妈肚子里时就有了指纹，那是你在妈妈肚子里待到大约十周的时候，你的手指长大了，它们互相挤压，这些记忆留存在了你的指尖上。指尖上的这些纹路有什么用呢？对，它们能让你在抓东西的时候抓得更牢。

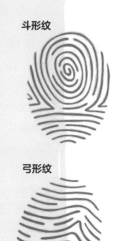

外表

前面说过，皮肤、毛发和指甲是对我们身体的一种保护，就像衣服一样，最外面要有一个耐磨层。当然，去参加高雅聚会的情况除外。皮肤必须既充当木匠工作服，又充当精美的连衣裙，毫无疑问，有时候这会让它比较累。

我们怎么保养皮肤、头发和指甲？

吃得好、多运动、有充足的睡眠会让我们身体更健康，这时我们的外表看起来也会更好。身体好既可以感觉得到，也可以看得到。皮肤有健康的色泽，毛囊有适当的营养，指甲……呃，指甲应该没有太大的区别。

卫生很重要，尤其应该认真地洗手。你的手在一天里会接触到各种东西（包括各种细菌），更别说你还有可能会把它们塞进嘴里。不过洗手并不能很好地抵御感冒病毒，因为感冒病毒是通过空气传播的，比如通过咳嗽或是打喷嚏传染。

我们还可以涂抹润肤霜保护皮肤，用洗发水来洗头。

对于头发、皮肤和指甲本身，其实我们并不能做太多干预。因为我们所看见的，大部分是已经死去的细胞，我们可以让我们的外表看起来很美，但我们没法赋予这些细胞生命——无论美容广告说得多么天花乱坠。

吸血动物

我们的血液里有很多有用的物质，这些有用的物质也是其他生物（比如蚊子和蜱虫）感兴趣的。有些小动物想要住得跟食物尽量近一点，所以它们选择住在我们的头发里，比如虱子。

被虱子咬后，发根会发痒，我们就会注意到自己的头上长虱子了，这时可以用篦子来清理头发。可是虱子的卵会牢牢地附在头发上，很难清除，所以我们还需要使用各种药膏和专门的洗发水。

虱子跟头发的清洁度没有关系，是头皮表层血管里的血吸引了它们，而不是脏东西。不过虱子飞不了太远，所以它们愿意看到人们的头碰到一起，这样虱子就能爬到新的猎物那儿去了。

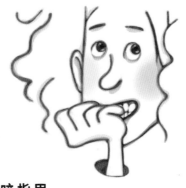

咬指甲

人们经常会说，那些咬指甲的人看起来很紧张，而且指甲被咬得很难看。这种说法也许是对的，但咬指甲的行为不会造成什么大的伤害（不过咬得太深也会很疼），正如你所知，我们看到的指甲大部分是已经死去的细胞。不过我们可能会把一些不太好的细菌吃进肚子里，因为它们常常藏在指甲下面的污垢里。

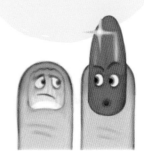

白斑

你的指甲上有白斑吗？是不是有人说过这是缺乏营养的表现？尽管很多人这样认为，其实不是这样的。白斑是刮擦形成的损伤，随着指甲的生长不断地向上移动。

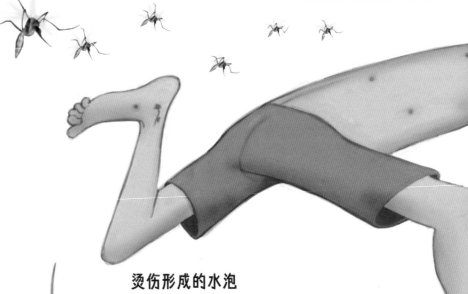

烫伤形成的水泡

如果某处皮肤被烫了一下，有时候会起一个水泡。这处皮肤会像一个气球一样鼓起来，以便一边修复受伤的地方，一边把它保护起来。这个由皮肤形成的"气球"里会聚集起很多体液，来给伤口提供更好的保护。

如果皮肤上烫出了小水泡，我们可以让它在凉水里浸一会儿，这样我们会感觉舒服一些，也能防止过多血液聚集到那个位置。不用太在意水泡，它们没什么危险，过几天就会自动消失。如果水泡破了，里面的液体流了出来，我们只需加以清洁，再用创可贴之类的东西将伤口保护起来就好了。

如果水泡比较大，可以去找医生进行处理。

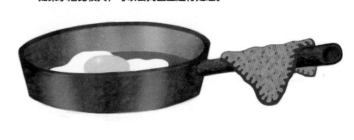

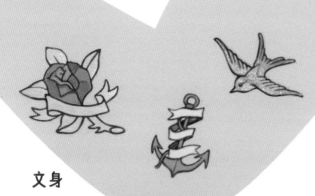

文身

把图案和文字刻画到皮肤上，是一种古老的装饰皮肤的方式。最早人们是用一种骨头做的工具来文身，它看起来像是一把梳子，带有锋利的齿，固定在一个柄上。人们用这种骨梳蘸上颜料，然后用一个小木槌敲击它，将颜料刺进皮肤。

如今人们使用文身机器文身，它有一根中空的针，将颜料注射到真皮里。也就是说，文身的颜色要比身体自身的色素深。

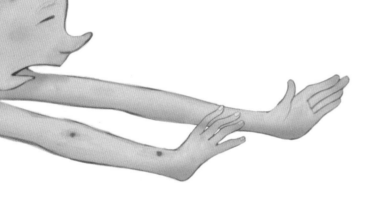

湿疹、过敏和银屑病

大多数人都得过会瘙痒的皮疹，这种皮疹被称为湿疹，有各种不同的症状。皮肤可能变得又红又干，有时还会出现小水泡或龟裂。不管是哪种，都会伴随瘙痒的症状。

湿疹的病因通常是皮肤干燥，或者是受到了损伤，以至于出现了炎症。这种炎症是身体的一种防御手段（蚊子咬的包也是一个小的炎症），白细胞迅速集结过来，使皮肤变得红肿，通常人们还会感到灼热。

有时候湿疹的原因是过敏，就是说身体遇到了一种它格外敏感的物质，比如很多人会对一些香皂中的香精过敏。

我们通常会使用各种药膏来应对湿疹，软化和滋润干燥的皮肤，有些情况下会服用口服药（最常见的是可的松）来减轻炎症。

银屑病是一种会让皮肤发炎的疾病。患者的皮肤细胞形成的速度比正常人要快，因此角质层来不及形成，以至于细胞大片大片地脱落。

银屑病会复发，这意味着它可能会在消失很长一段时间后突然又出现。但银屑病不会传染。

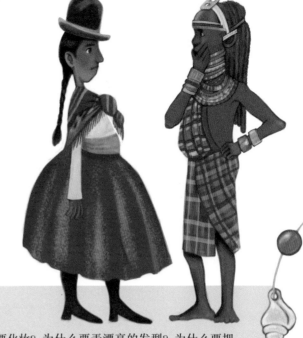

美容

人为什么要化妆？为什么要弄漂亮的发型？为什么要把指甲涂得闪闪发亮？我们甚至用各种方法堵住毛孔（毛孔是皮肤上的洞，是毛囊和汗腺的出口），让身上闻起来没有汗味。

一个强大的驱动力是，作为动物的人类需要繁衍后代，让我们的基因（见第 55 页）继续传承下去。如果其他人觉得我们漂亮，那么我们生育后代的机会就会增加。怎样才叫漂亮呢？对于这一点，在不同地域和不同历史时期，人们的看法都不尽相同。

但是别忘了，除了外貌之外，其他因素也同样重要：闻起来很香，很聪明，待人友好，做事麻利，身体强壮，幽默风趣，迷你高尔夫球打得特别好（这里面有一个特征也许不那么重要，你猜猜是哪个），这些都会让一个人有更大的优势。很富有，拥有权力，这些特征人们一般喜欢通过穿戴漂亮衣服和首饰展示出来——也不是什么坏事。

所以我们装扮自己，有一部分原因是为了给有可能要跟我们结婚生子的人看。那些卖化妆品和漂亮衣服的人，自然可以从中赚到很多的钱。

做人很美好的一点在于，我们可以理解事物运转的原理。当我们明白了我们为什么要用某种方式去做事的时候，我们也可以选择不这么做，或者可以转而在让自己变得更聪明和善良（如果这是我们现在想要的东西）这方面花更多力气。是我们自己决定什么东西对我们最重要，决定我们该怎样表现自己，而不是别人。

细胞和基因是两个非常重要的概念，有助于我们了解自己的身体。在下一章里，我们将通过显微镜来观察身体中最微小的部分。

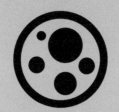

细胞和基因

你的身体是由细胞构成的。骨骼、血液、肺、皮肤——所有这一切都是由各种形状的细胞构成的。现在的你比刚出生时的你要大得多，那些新的细胞是从哪里来的呢？它们怎么知道它们应该做些什么？这就是我们下面要学的内容。

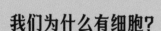

我们为什么有细胞？

有人把细胞描述为一座非常小的工厂，它专门制造零件，这些零件是用来建造一座新的一模一样的工厂的。这种描述很符合事实，不过细胞的作用可远比复制自身大得多。

细胞可以通过将营养转变成能量（也就是说，它有自己的新陈代谢）来制造自己的燃料。每种细胞还有一个自己独特的功能，肌肉细胞跟红细胞的工作完全不同，而我们的身体里有大约200种细胞。细胞可以发送、接收并解码信号，还可以通过制造自己的副本的方式来进行增殖。

有些生物仅仅由一个细胞组成，比如细菌。而人最初是从一个细胞开始，这个细胞不断分裂，直到我们变成了一个由几十亿个共同生活和工作的细胞组成的人体。

一个细胞变成了你

一开始，你是一个受精的生殖细胞，这个细胞分裂、分裂、再分裂……每一次分裂，细胞的数量都会翻倍。1个细胞变成2个，2个变成4个，4个变成8个，8个变成16个……在一次又一次的翻倍中，细胞的数量迅速增加。细胞分裂的过程是这样的：

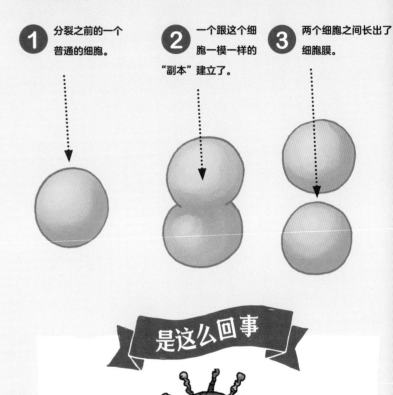

1 分裂之前的一个普通的细胞。

2 一个跟这个细胞一模一样的"副本"建立了。

3 两个细胞之间长出了细胞膜。

是这么回事

病毒是细胞的头号敌人

细菌是活的生物，但**病毒**却不同于细菌，它们不能自己增殖，也没有自己的新陈代谢（不能将营养转化为能量），它们需要利用其他生物的细胞来达到这两种目的。所以我们经常说，病毒是一种介于活着和死亡之间的物质。很奇妙，是不是？

不过病毒的危险性并不在此，而是它们会进入人类和其他动物的细胞，强迫宿主细胞制造新的病毒，从而使得那些细胞不能完成自己的本职任务。这时我们就生病了，比如感冒的时候。

细胞的不同部分

细胞内部还有更小的部分。正如不同的细胞有不同的任务，细胞内不同的部分也有不同的工作。

4 细胞分裂成了两个相同的细胞。

人们是这样说的

"细胞"这个词来自拉丁语的 "cellula"，它的意思是"小房间"，也能表示"牢房"。

1 细胞膜

这是一层由脂肪和蛋白质构成的薄膜，它将细胞包围起来，只允许那些对细胞有用的物质或是需要由细胞送往身体其他地方的物质通过。

2 细胞骨架

细胞骨架塑造细胞的形状，它很重要，会参与许多重要的生命活动，比如当细胞分裂的时候。

3 细胞质

细胞质（或叫细胞液）中有细胞器，几种细胞器的名称见下面 4 ~ 9（但有些人认为细胞核不能算作细胞器）。

4 线粒体

每一个细胞都有产生能量的小型"发电站"（见第 37 页），它们被称为线粒体。

5 核糖体

核糖体（图中的那些小蓝点）利用我们从食物中获取的一种物质——氨基酸——来构建蛋白质，这些蛋白质将完成细胞中的大部分工作。细胞核决定着需要构建哪些蛋白质。

9 细胞核

细胞核里藏着我们的遗传物质，就是 DNA（即脱氧核糖核酸，见第 54 页），因此那里藏着如何构建身体的全部信息。细胞的工作受到细胞核的控制，所有的细胞（除了生殖细胞和红细胞外）都包含着相同的信息，只不过不同的细胞使用的是这些信息的不同部分。

6 内质网

一些核糖体将自己连接到一个管道系统上，这个管道系统叫作内质网。在这里，蛋白质被打包装进小气泡中，然后被运送到 7 那里。

8 溶酶体

细胞的清洁巡逻队——溶酶体——负责处理细胞内衰老的细胞器以及进入细胞的外来物质。如果某样物质可以重复利用，它就会被送入细胞质，其余的则被运送出细胞。

7 高尔基体

在高尔基体（名字很有趣吧？）中，蛋白质被分成不同的种类，并得到一个地址标签，然后它们就可以被运往正确的终点站。

请拿出放大镜，下面我们继续探索身体最小的部分。

细胞分裂

细胞通过分裂来增殖，这可真聪明。试想一下，如果无论何时只要你愿意，你就可以把自己不断分裂成两个新的、完全相同的人。不过请你再好好想想，因为这很快就会导致一系列问题。比如，这些"你"要睡在什么地方？细胞分裂也会引起一些麻烦，不过是另外一种类型的麻烦。

不同种类的细胞

各种细胞看上去很不一样，这取决于它们将要做什么。神经元有线状的突出部分，用来发送和接收信号，这些"线"有的可以超过一米长；肌肉细胞有着格外多的线粒体（见第51页）；红细胞没有细胞核（也没有线粒体）。

我们身体中的很多细胞聚集在一起构成了组织（身体材料），由组织构成器官，比如皮肤和肺。一个组织是由很多具有相同特征的细胞构成的，一个器官是由不同种类的组织共同合作来执行某项特定的任务。

我们最重要的器官之一当然是心脏，它也是由很多不同种类的细胞和组织构成的。可心脏是如何形成的呢？这一切都是从一个受精卵开始的，它不断地分裂，经过多次分裂后，这些细胞的外观开始变得不同，它们各自有了自己的特征和任务。

在下一个阶段，每种类型的细胞形成一种特殊的组织。心脏中最重要的是神经组织、肌肉组织、上皮组织（一种覆盖在体表和体内空腔器官内表面的组织）、结缔组织和血细胞。这些不同的组织共同构建起一颗怦怦跳的心脏。

干细胞

有一种特殊的细胞叫作干细胞，它们可以分化成许多不同种类的细胞，也就是说，干细胞是一种全能的细胞。

在一个即将变成胎儿继而变成婴儿的胚胎中，有很多干细胞，否则，身体所有的器官和部位就没法形成。成年人身上也有干细胞，比如在骨髓和脊髓中。它们的功能是产生新的细胞，或是替换身体各处损坏的细胞。

因为干细胞几乎可以在任何时候变成任何类型的细胞，所以科学家们对它们非常感兴趣。希望在未来，我们可以靠病人自身的干细胞培养出各种不同的器官，以替代其受伤或是缺损的部位。

寿命

不同细胞分裂的频率各不相同。神经细胞从不分裂，也就是说，它们可以活100年以上（如果你能活这么久的话）。皮肤细胞磨损得很快，所以必须经常分裂，随着老旧细胞的死亡，它们大约每昼夜就要分裂一次。

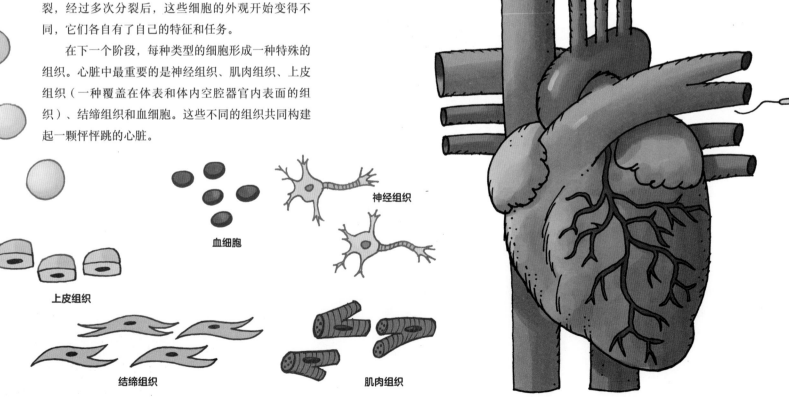

心脏将血液泵到身体各处。血液其实也是一种组织，正如淋巴液一样（见第29页），血液被归为一种流动的组织。

血细胞

神经组织

上皮组织

结缔组织

肌肉组织

培养的细胞

细胞是可以培养的，尽管这听起来好像很奇怪。把某种人体细胞放在一种特殊的营养液里，它们可以在体外存活并继续生长。

这种技术可以应用于治疗烧伤后受损的皮肤。将皮肤干细胞（病人自己的）放在营养液中培养，几周后，我们就能获得足够多的皮肤，来覆盖烧伤的皮肤创口。因为这是病人自己的细胞，所以免疫系统不会有排异反应。

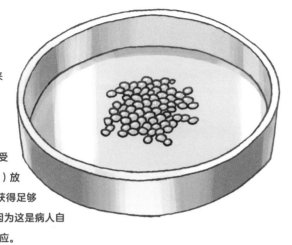

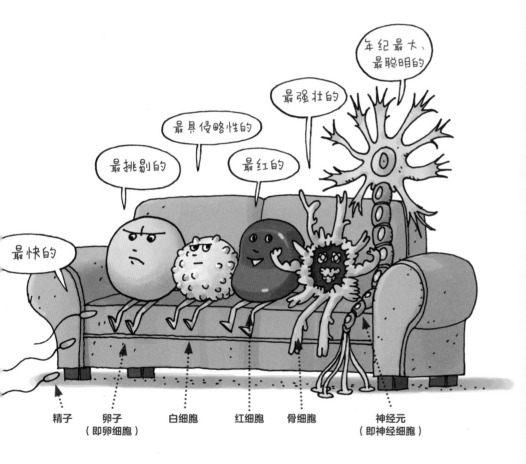

最快的

最挑剔的

最具侵略性的

最强壮的

最红的

年纪最大、最聪明的

精子　　卵子　　　白细胞　　红细胞　　骨细胞　　　神经元
　　　（即卵细胞）　　　　　　　　　　　　　　　（即神经细胞）

突变

有时候，细胞核中的信息——DNA（脱氧核糖核酸）在复制时会发生错误，这种错误叫作突变。对于绝大多数突变，细胞可以自己修复。但是极少数情况会导致生病或者其他问题，比如身体某个部位不再正常生长。如果突变发生在生殖细胞（见第 55 页）中，它就会一代代地遗传下去。

所以，突变有可能对我们造成伤害，但有些突变实际上也可能带来好的变化。比如，几千年前生殖细胞中的一场突变使一个人获得了对一种致死疾病的免疫力（免疫的意思是这个人不会得这种病），那么很显然，这是一种好的突变。这个人得以活了下来，并有了很多孩子，这些孩子也会遗传这种免疫力。

细菌也通过分裂来增殖，所以也会遭遇突变。对于身体的免疫系统（见第 31 页）来说，这是个问题，免疫系统可能会一时认不出这个它以往认识并知道如何处理的细菌。

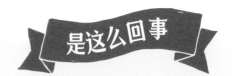

癌症

细胞之间会互相传递信号，比如它们需要多少新的细胞，需要什么种类的细胞。不过有时它们也会出错，不是受伤的细胞发出了错误的信号，就是负责接收的细胞没有理解信息内容，进而导致一个细胞发生错乱，开始疯狂分裂。突然之间，大量种类错误的细胞在错误的地方被制造出来，这就是所谓的癌症（它其实是大约 200 种不同疾病的统称）。

一堆无用的细胞——一个肿瘤就形成了。通常情况下，肿瘤就待在原处，如果它对我们身体运转造成干扰，可以通过手术把它除掉。但有时肿瘤会继续生长或者扩散到身体其他部位，形成转移瘤。这些肿瘤需要从正常的细胞那里窃取大量营养和能量，它们所在之处，可能对身体的健康部位造成挤压、封锁，或是以其他方式干扰身体的健康部位，这种情况可能会非常危险。

癌症是一种可怕的疾病，不过现在，很多类型的癌症是可以治愈的。新的药物和治疗方法不断被发现，过去无法治愈的疾病，现在或者未来便可以治愈。

癌症病人为什么会掉头发？

准确地说，不是所有患了癌症的人都会掉头发，而是只有那些接受细胞毒素治疗的人才会掉头发，但这是怎么回事呢？

癌细胞生长得非常快，而细胞毒素药物会寻找并杀死身体里那些像癌细胞一样生长得很快的细胞。因为头发细胞生长得也很快，所以掉头发是药物正在起作用的一个表现。

是细胞中的信息让我们每个人如此不同吗？翻到下一页，你就知道了。

53

建造一个人的配方

现在我们要探讨几个重要的问题：为什么你看起来是这个样子的？为什么你长成了你？为什么孩子都长得像自己的亲生父母？所有这些都是预定好的吗？好了，现在我们要来探讨遗传的问题。

细胞核内部

细胞核就像一个中心，控制着细胞的工作。细胞核内含有遗传物质，也叫 DNA（脱氧核糖核酸）。遗传物质包含了决定我们身体的外观、构造、修复和功能的所有重要信息的基因。基因的组合决定着头发的颜色、手指的长短等。

DNA（脱氧核糖核酸）通常看起来像一堆由长线组成的网状物，当细胞即将分裂的时候，这些线会卷成一团，这时它们被称为染色体。一个人身上的每一个细胞都包含 23 对染色体，也就是总共 46 条染色体，每一条染色体包含 50 ～ 2000 个排成长链的基因。

动物

染色体纪录

不同种类的动物有着不同数量的染色体。人类有 46 条，狗有 78 条。最极端的例子可能是大西洋眼灰蝶，一种来自非洲摩洛哥的蝴蝶，它们有 448 ～ 452 条，即 224 ～ 226 对染色体（差异在于计算方法的不同）。为什么会有如此大的差异？我们至今还不知道。

DNA（脱氧核糖核酸）

DNA 到底是什么呢？基因又是什么？

这些问题理解起来确实很复杂。鉴于遗传物质包含的信息量如此之大，也就不奇怪了。

让我们从头说起。细胞的工作是制造不同的蛋白质，这些蛋白质处理着细胞绝大部分的工作，例如，有的是负责让细胞复制自身（细胞分裂），有的是修复细胞，有的是发送和接收信号。

基因就像一种特定蛋白质的配方。配方中详细说明了蛋白质应该如何制造，以及要在身体的哪个部位制造。

每个基因都是一条很长的 DNA 链（在人体细胞中，它可以长达 2 ～ 3 米）的一部分。DNA 链看起来就像一架梯子，在那里梯子的每一级都可以从中间被分成两半。一个基因是由很多的梯级组成的，梯级的数量是由"配方"的需要决定的，以使这个"配方"能够被身体解读。

当细胞分裂时，两个新细胞都需要一个内置着这种"配方"的细胞核。这时 DNA 链从中间分开来，就像拉链一样，分成两半的梯级会寻找适合的物质——就像对应的拼图一样——结合在一起，最终建成两架新的、相同的"梯子"。

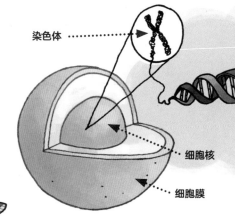

染色体 ········

细胞核

细胞膜

犯罪现场的确凿证据

每个人的 DNA 都不相同（同卵双胞胎除外）。我们几乎在任何地方都留下了自己的 DNA，它的形式可能是痰、皮屑、头发、精子、血液——所有离开我们身体的细胞都携带着我们独特的 DNA。警察喜欢 DNA，就跟他们喜欢指纹一样。

假设有人抢劫了一家银行，离开时他把原先戴的帽子扔进了垃圾桶，以不同的形象来避免自己被人认出来。如果警察找到了这顶帽子，他们就可以从帽子上找到带有这个坏蛋 DNA 的头发。然后，实验室会将从这顶帽子上提取的 DNA 各部分序列与从嫌疑人身上提取的 DNA 样本对应部分的序列进行比对。

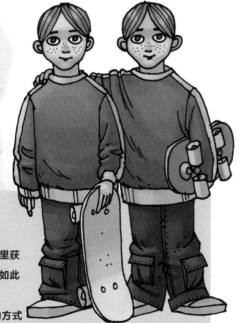

生殖细胞

细胞核内有 23 对染色体，其中有 1 对叫作性染色体，它们决定着你的身体是应该产生雌性生殖细胞（卵子）还是雄性生殖细胞（精子）。

生殖细胞是非常特殊的细胞。卵子（即卵细胞），也就是雌性生殖细胞，是人体中最大的细胞。更特别的一点是，生殖细胞的染色体数量不是 46 条，而是只有 23 条，你能猜到是为什么吗？

在受孕过程中，当来自父亲的精子进入来自母亲的卵子时，精子和卵子融合在一起，现在它们便一共拥有了 46 条染色体。所以，你一半的基因来自你的母亲，另一半则来自你的父亲。

"螺旋楼梯"两边的物质总是以相同的方式两两结合在一起：黄色的（胸腺嘧啶）跟绿色的（腺嘌呤）结合，红色的（鸟嘌呤）跟蓝色的（胞嘧啶）结合。

兄弟姐妹和双胞胎

两个孩子从他们共同的父母那里获得遗传物质，那他们的长相怎么会如此不同？

实际上，基因能以多种不同的方式组合在一起，所以即使我们能看出兄弟姐妹身上有某些共同特征，也仍然有很多特征是不一样的。

同卵双胞胎是一个例外。他们来自同一个受精的卵子，这个受精卵突然分裂成两个有着完全相同遗传物质的受精卵。至于为什么会这样，我们现在也不知道确切的原因。

异卵双胞胎在遗传上并不比其他普通的兄弟姐妹更为相似。事实上，异卵双胞胎是两个不同的卵子跟两个不同的精子结合的产物。

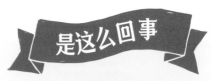

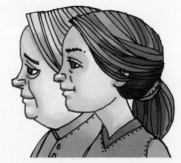

你长着跟你祖母一样的鼻子吗？

所谓遗传，它是关于我们从祖先那里继承某些特征的一种现象。你从你的父母那里继承了基因，你的父母从他们的父母那里继承了基因，以此类推，一直可以回溯到最早的人类那里。

你的遗传物质中有四分之一来自你的祖母（其余四分之三来自你的祖父、外祖父和外祖母），所以如果有人说你长着跟你祖母一样的鼻子，这并不奇怪。

你之所以成为你

基因决定了外貌，比如头发和眼睛的颜色。另外，我们的外貌还受到我们生活方式的影响，比如：饮食缺乏营养的孩子要比营养摄入均衡的孩子个子矮；疾病和各种损伤可以留下明显可见的痕迹；一个经常微笑的人，随着年龄的增长，他的眼睛周围会出现皱纹。

基因还影响着我们的行为方式。可以说，基因让有些人更容易生气、吝啬或者友好。但这也受个人经历的影响，比如经历过的悲伤和忧愁、幸福和欢喜；比如小时候我们受到了别人友好或者恶劣的对待。

不过最重要的是，我们实际上可以为自己做出很多选择。我们可以选择热爱动物，因为我们认为这是正确的，就像我们可以选择在森林里跑步来保持身体健康一样。

所以，你是谁取决于三个方面：你的基因、你的经历和你的选择。

那么食物会影响我们的外貌吗？好吧，这个问题我们得好好研究一下！翻到下一页，让我们开始吧。

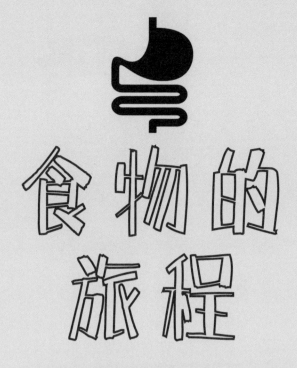

食物的旅程

你每天要吃很多次东西，喝很多次水，很明显，食物和水对身体很重要。这是为什么呢？从盘子到厕所，这中间发生了什么？

我们为什么要吃饭、喝水？

我们不能把所有有用的物质都浓缩在一颗药里吗？不能，因为身体的构造决定了我们要通过食物来获取所需的物质。另外，我们也并不完全了解身体所需要的一切。每种食物都吃一点可以减少风险，让我们不至于错过一些极其有用的物质。

那喝水呢？是的，身体需要利用水来……做几乎任何事情，例如通过出汗来调节体温。水让血液拥有合适的流动性，帮助细胞工作。如果没有水，肾脏就会停止工作，我们就会从身体内部中毒……这里只是举个例子。一般情况下，三天不喝水，身体可能会受到无法修复的损伤。

你每天需要大约两升的水，其中一部分来自你吃的食物，另一部分来自你喝的水。如果你流了很多汗，就需要喝更多水。

缺水最初的症状是嘴唇干燥、头疼和胃部难受——当然，第一个迹象肯定是口渴。身体很善于告诉你它需要什么，注意倾听它的需求哟。每次吃饭的时候喝点水，然后口渴的时候再补充点水，这样就能保证身体所需。

从嘴到肠

食物通过身体的路径被称为胃肠道。胃肠道起始于你的口腔，结束于肛门。这一路径上有三个重要的关键点（我们将在接下来的几页里对此进行更深入的研究）。

1 在这里，你会把食物咀嚼成身体更容易处理的形状。食物与唾液混合，唾液使食物更容易进入食道。

2 食物在胃里被腐蚀性的胃酸分解。同时，食物因胃壁肌肉的蠕动而被搅拌、研磨成半流质状像粥一样的食糜。

3 食糜首先通过小肠，然后通过大肠，在这个过程中，你的身体就获取了它所需的水分和营养物质。

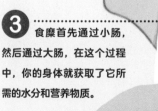

身体

孩子的身体大约75%的成分是由水组成的。如果你的体重是30千克，那么其中大约有22.5千克是水。成年人的身体每千克包含的水要更少一些，大约在60%。

5种人体必需的营养物质

可以把我们每天从食物和饮品中获取的营养物质分为五组。

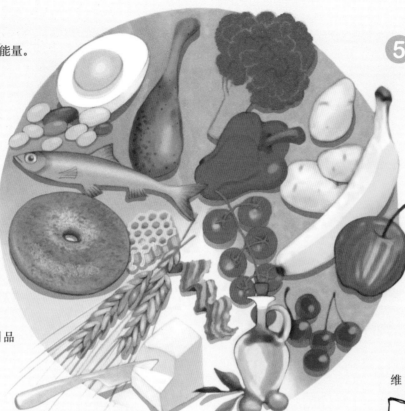

1 蛋白质

用途： 构建和修复细胞，并提供能量。

食物来源： 肉、鱼、蛋、豆类。

蛋白质是由一些叫氨基酸的小分子构成的，就像是由氨基酸穿成的珍珠项链。有些氨基酸身体本身可以制造，另外一些则必须从饮食中获得。

2 脂肪

用途： 提供能量，帮助身体吸收脂溶性维生素，制造激素（见第77页）。

食物来源： 肉、鱼、油、奶制品（如牛奶和奶酪）、坚果。

3 矿物质和盐

最重要的矿物质是铁和钙。

用途： 铁帮助血液中的血红蛋白运输氧气（见第28页）。钙构建骨骼，细胞、心脏、骨骼肌和血液都需要它。盐有助于身体调节水分和血糖水平。

食物来源：

铁——肉、血制品、粗面包、西蓝花、菠菜、豆类。

钙——奶酪、牛奶、坚果、浆果、鹰嘴豆、扁豆、绿豆。

盐——食盐。

4 维生素

这是身体本身无法制造的生命必需物质，所有维生素的功能各不相同。有些是水溶性维生素，容易溶解在水中，必须每天补充；另一些是脂溶性维生素，可以溶解在脂肪中，能够储藏在体内。

用途： 如维生素C为免疫系统所必需，还可以让身体更容易吸收铁。

食物来源： 水果、某些蔬菜（只是维生素C）。

5 碳水化合物

碳水化合物对身体来说极为重要，尤其体现在它可以维持肌肉、大脑和神经系统的运转。如果我们摄入的碳水化合物太少，身体就必须从自身的储备中重新合成蛋白质和脂肪来替代部分缺失的碳水化合物。

我们需要的是正确种类的碳水化合物，你可以在第65页读到更多相关内容。

用途： 提供能量。

食物来源： 糖类、淀粉（从土豆和各种谷物中摄取）、膳食纤维（人体无法消化的植物成分）。

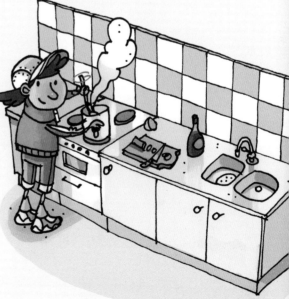

从餐盘到马桶

食物从餐盘到马桶，这一旅程需要36～72小时。时间上为什么会有这么大的区别呢？这一方面是因为一盘菜中的各种成分不会全程一起走到底，而是各自分开的；另一方面取决于你吃的食物种类。身体处理蔬菜花费的时间比处理肉类的更长。不过，蔬菜中的纤维能加快肠道处理其他食物的速度。

在接下来的几页中，我们将一路跟随一块三明治穿过身体，你要跟紧哦！

咀嚼和吞咽

消化实际上是指身体如何让你吃下去的奶酪三明治（或者你想吃的任何东西）的营养物质进入细胞中去。第一步当然是把三明治咀嚼成小块，这个过程发生在我们的口腔里。

牙齿

我们可以从牙齿看出这种动物最爱吃什么类型的食物。

你拥有凿子形的门齿，它们有宽宽的、锋利的边缘，当你咬食物的时候，它们会将食物凿断。接着，白齿会用它们凹凸不平的齿面将食物磨碎，这些凹凸不平的齿面上有各种小隆起，适于磨碎食物。上颌牙的隆起正好与下颌牙的凹槽相嵌合，下颌牙的隆起正好与上颌牙的凹槽相嵌合——基本上是吻合的。每次我们把牙齿咬紧的时候，它们要互相滑动一下才能够匹配到位，正是这种滑动磨碎了食物。

对于每种食物都吃一点儿的杂食性动物——人类来说，这种混合的牙齿可以非常完美地发挥作用。

典型的肉食动物有着锋利的獠牙，它们用獠牙来杀死猎物，并作为防御的武器。不过人类很早就开始专门使用工具来狩猎和防御，所以就不需要獠牙了。我们残留的"獠牙"是位于门齿与白齿之间的犬齿（虎牙），两颗在上颌，两颗在下颌，它们仍然比其他牙齿更锋利。

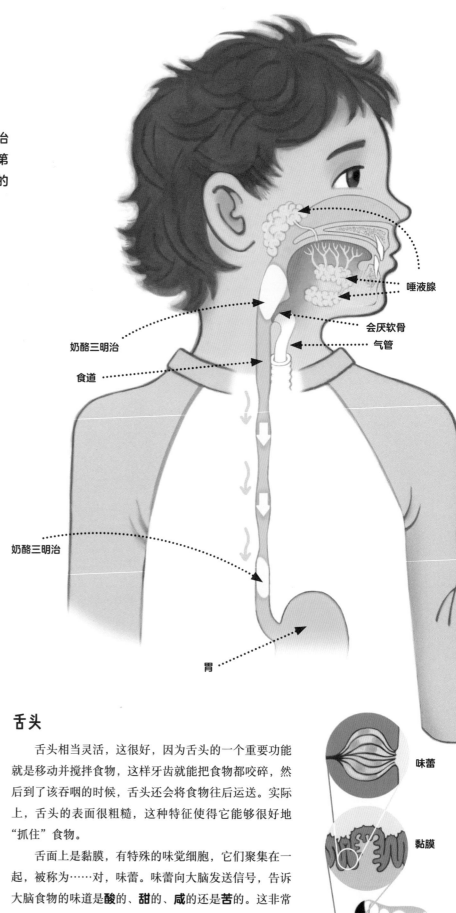

唾液腺

会厌软骨

奶酪三明治

气管

食道

奶酪三明治

胃

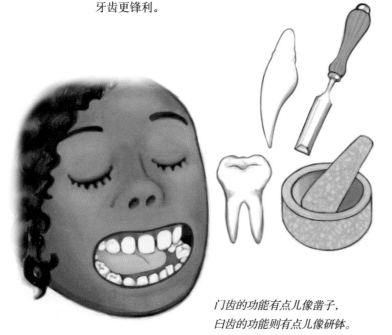

门齿的功能有点儿像凿子，白齿的功能则有点儿像研钵。

舌头

舌头相当灵活，这很好，因为舌头的一个重要功能就是移动并搅拌食物，这样牙齿就能把食物都咬碎，然后到了该吞咽的时候，舌头还会将食物往后运送。实际上，舌头的表面很粗糙，这种特征使得它能够很好地"抓住"食物。

舌面上是黏膜，有特殊的味觉细胞，它们聚集在一起，被称为……对，味蕾。味蕾向大脑发送信号，告诉大脑食物的味道是**酸**的、**甜**的、**咸**的还是**苦**的。这非常重要，一方面可以让我们避免吃下有毒的危险物质，另一方面好味道会让我们更愿意进食。不过要辨识味道，食物必须首先接受唾液的浸泡。

味蕾

黏膜

舌头

唾液

当你想到你最爱的食物时，你会流口水吗？这并非你的错觉。想到美食，这足以让大脑向唾液腺发送一个神经信号，让它以为马上就要吃到那个东西了。当我们吃东西时，肯定是需要唾液的。

唾液是在唾液腺中产生的。虽然唾液主要由水构成，但它的功能不仅仅是让食物湿润。唾液里面有酶，这是一种能帮助把奶酪三明治分解得更细碎的物质。唾液还有保持口腔湿润和抑制细菌的作用。

鲜味

除了酸、甜、苦、咸之外，我们还可以分辨另一种基础味道：鲜。鲜味尝起来大概很像肉汤，而且鲜味还有利于增强其他的味道。

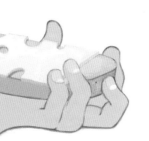

牙齿

成年人有32颗牙齿，儿童有20颗，儿童的牙齿叫作乳牙。

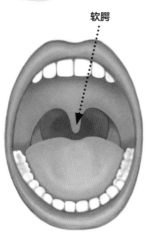

软腭

软腭和喉头

上颚后部柔软的部分被称为软腭，软腭的末端有一个垂挂的小肉头，它叫作悬雍垂（俗称小舌头）。悬雍垂后面是咽，咽通往食道。当被嚼碎的奶酪三明治来到上颚的后部，便引起了吞咽反射，软腭向后、向上翘起，这样食物就不会进入鼻腔，与此同时喉头关闭，防止食物进入气管（见第38页）。

食道的蠕动

食道是一条由肌肉构成的管道，它时而紧绷时而放松，这样就引起了一种波动，有点像某青虫的蠕动。食道的这种蠕动，将曾经是奶酪三明治的一团东西向下推入胃里。

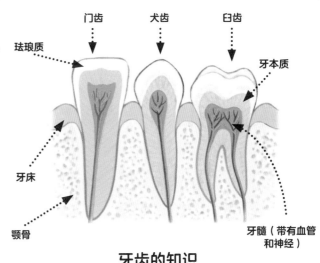

门齿　犬齿　臼齿

珐琅质

牙本质

牙床

颚骨

牙髓（带有血管和神经）

牙齿的知识

牙齿主要是由牙本质构成的。牙本质是一种类似骨组织的物质。牙齿最外面的一层是牙釉质，它是我们身体所能制造的最坚硬的物质。牙齿的里面有神经和血管；牙齿的下部叫作牙根，固定在牙槽窝内。

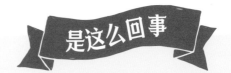

是这么回事

牙齿上的洞

龋齿是说牙齿上有洞了。细菌制造出一种损害牙釉质的酸，导致牙齿上长洞。

如果这个洞变得太大，牙医就会在洞口打钻，以便用人工材料（如复合树脂）来填充这个洞。有时候钻头钻得离牙齿内部的神经太近了，就会引起疼痛。所以通常牙医会在钻牙前给你打上一针，将牙神经麻醉。

保护我们不得龋齿的最重要的方法是好好刷牙，当然还有少吃糖，因为细菌在糖的作用下会产生损害牙釉质的酸。

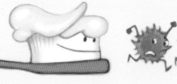

这是奶酪三明治穿越身体之旅的第一个环节。旅行仍在继续，下一站：胃和十二指肠。请在下一页下车。

胃酸和胃液

这个被嚼碎吞下的奶酪三明治，在这一站来到了胃里。当我们身处腹腔的时候，我们也会看到这里的其他几个器官，它们也在辅助处理我们吞咽下的食物。

胃

胃处于食道与肠之间，它是食物和液体的一个中间站，它们在这里停留的时间长达四个小时（含脂肪较多的食物停留的时间最长，液体停留的时间最短）。

胃看起来就像是一个两头都有开口（贲门和幽门）的袋子，一个开口往上连通食道，一个开口往下通往十二指肠。胃的开口是环状肌肉（括约肌），收口很紧，以保证食物不会从两头溜走。

当一顿饭的所有食物（整个奶酪三明治）都落到了胃里后，贲门关闭，胃开始工作。胃壁是由强健的肌肉构成的，它们会对食物进行研磨。同时，胃内侧的黏膜分泌胃液。胃液含有腐蚀性的盐酸，可以溶解食物，杀死细菌。

食物在胃里被处理完毕后，会被一小份一小份地继续送往十二指肠。

十二指肠

小肠的起始部分叫作十二指肠，因为在一个成年人体内，它的长度约为十二根手指宽（约 25 厘米）。十二指肠如同胃的延伸，在这里，处理食物的工作继续进行，为食物进入肠道的其余部分以及营养和液体的吸收做好准备。

胃酸的酸性很强，它可以损伤肠道，因此必须先在十二指肠里被中和。这个工作是由来自胰腺的胰液完成的。

很多脂肪，比如三明治中的黄油，仍然残留在进入十二指肠的食物残渣中。这些脂肪将由来自肝脏的胆汁来分解。

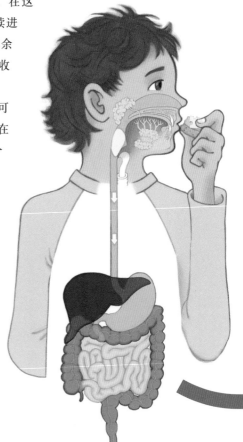

糖尿病

胰腺不仅仅帮助我们消化食物（见右边的图），它还会制造胰岛素，这是一种能调节血糖含量的物质。如果体内的胰岛素过少或者完全没有，那么血糖含量就会过高，这时我们就会得一种叫作糖尿病的疾病。

得了糖尿病的人必须在饮食、睡眠和运动方面格外注意，要时刻控制血糖，有时还需要额外注射胰岛素。得了糖尿病虽然很麻烦，不过大多数人都能够慢慢习惯，像其他人一样正常生活。

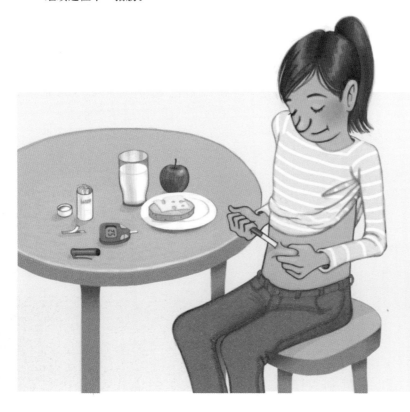

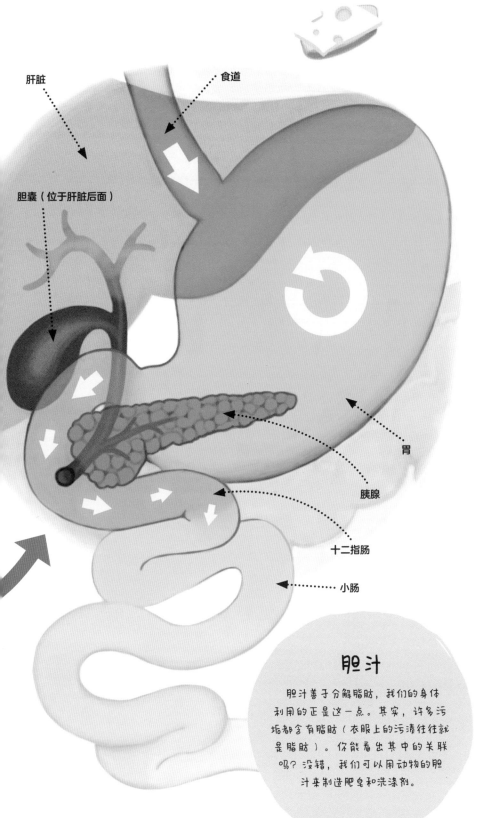

肝脏

食道

胆囊（位于肝脏后面）

胃

胰腺

十二指肠

小肠

胆汁

胆汁善于分解脂肪，我们的身体利用的正是这一点。其实，许多污垢都含有脂肪（衣服上的污渍往往就是脂肪）。你能看出其中的关联吗？没错，我们可以用动物的胆汁来制造肥皂和洗涤剂。

胰腺

由胰腺分泌的胰液通过胰管进入十二指肠。胰液中有很多酶（可以分解其他物质），它们可以协助处理食物，胰液还能跟碳酸氢钠一起中和胃酸，避免胃酸损伤肠道。碳酸氢钠跟普通的小苏打差不多是同一种东西。

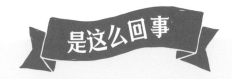

是这么回事

肝脏——一个英雄！

肝脏是仅次于皮肤的身体第二大器官，也是少数在其部分被切除后能够重新长出来的器官之一。一个成年人肝脏的重量可以达到 1.5 千克。肝脏还是一个大英雄，在身体的运转中扮演着重要角色。

下面是肝脏的功能：

1. 清除血液中的毒素。
2. 制造血浆蛋白，帮助血液凝固（见第30页）。
3. 将各种糖类分解成肌肉工作所需的糖原（见第24页）。
4. 储存脂肪、维生素、蛋白质和矿物质，以备后用。有些维生素可以在肝脏中储存很多年。
5. 处理来自脾脏的其他物质，所以肝脏甚至还参与了淋巴系统的工作（见第29页）。

现在我们来看看跟食物消化有关的部分。肝脏会制造分解十二指肠中的脂肪所需的胆汁。胆汁从肝脏进入胆囊，需要它的时候它会从那里被送往十二指肠。

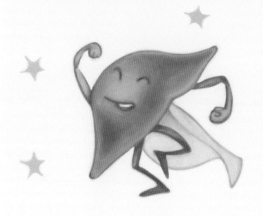

现在，这个奶酪三明治的残余部分正在变成……对，一段大便。可身体到底是在什么时候吸收营养的呢？下一页就会讲到。

出口

现在这个三明治快接近出口了，事实上，现在才是最紧张刺激的时刻：身体是在肠道里处理食物中的营养的。还有，你喝的饮料去哪里了？

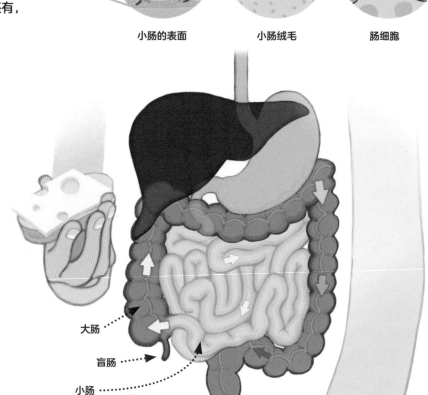

小肠

小肠的表面　　小肠绒毛　　肠细胞

小肠

十二指肠是小肠的一部分，不过大部分的营养是在小肠的其余部分被吸收的。现在这个奶酪三明治被分解成了最小的成分，每一种物质都被分离开来。

小肠非常长，一个成年人的小肠在 3 ~ 6 米之间（这个长度取决于肌肉的收缩程度），这是为了让身体有足够的时间吸收营养。在肌肉运动的帮助下，肠道以大约每小时 1 米的速度运输食物残渣。与此同时，食物残渣还跟周围的物质发生了混合。

小肠的内壁是由一层黏膜构成的，这层黏膜充满了褶皱，使得其面积可以变得更大。在褶皱上有一种叫小肠绒毛的东西，是大约 1 毫米高、紧密排列的小突起。正是小肠绒毛上的细胞，负责收集糖、脂肪、维生素、氨基酸（用于构建蛋白质）、盐和矿物质（比如铁和钙）。

这些物质通过肠道黏膜被运送到肠壁的血管中，它们从那里跟着血液来到肝脏（没错，肝脏也参与了这部分的工作）。之后它们被储存在肝脏里，或是被用于构建新的物质。

大肠

盲肠

小肠

直肠

乳糖和谷蛋白

在你的同学中可能就有人是乳糖不耐受或是麸质过敏（麸质过敏又叫乳糜泻），这意味着，他们必须避免吃奶制品（乳糖是牛奶里的一种糖），或者小麦、黑麦和大麦做的面粉（谷蛋白是一种存在于很多谷物里的蛋白质）。这两种情况，问题都出在小肠里。

乳糖：小肠借助一种叫乳糖酶的物质分解乳糖。如果一个人体内的乳糖酶过少，乳糖就会继续进入大肠，被那里的细菌分解，形成大量气体（使得肚子鼓胀疼痛）或是让人腹泻。

要想避免麻烦，通常只要不吃奶制品就行了。

谷蛋白：无法承受谷蛋白的人吃了面食可能会引起小肠发炎，导致小肠无法正常吸收营养。它的症状跟乳糖不耐受症差不多，所以有时候很难知道这些症状到底是什么原因造成的。

医生可以通过测试来确定你要避免吃什么东西，或者弄明白你的这些症状是出于别的什么原因。

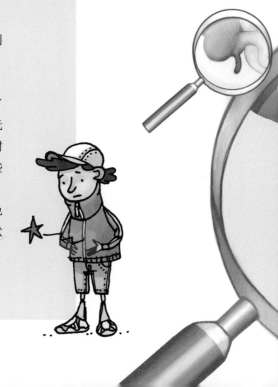

大肠

小肠之后是大肠。在大肠里，更多的液体被挤出食物残渣，这些食物残渣变成了大便条。

大肠大约有 1.5 米长（成年人身体中），厚度是小肠的两倍。食物残渣通过大肠需要 3 ~ 10 个小时。

大肠里有很多细菌，这些细菌能分解在胃肠道其他位置无法被分解的物质。很多科学家认为，这些细菌可能也对我们有一定的保护作用，让我们避免得哮喘（见第 41 页）、糖尿病（见第 60 页）和肥胖症等疾病。

大肠的最后一段叫直肠，它的终点是两道括约肌，其中一个可以用意志控制——真是幸运啊！正是这两道括约肌帮我们拦住了大便。

当直肠伸直时（因为它快满出来了），它会向大脑发送一个信号，告诉大脑该上厕所了，这就跟膀胱满了会发送信号一样。这时我们得有意识地憋住，因为大脑也给我们无法控制的那些肌肉发出了信号，告诉它们尽管打开闸门好了。

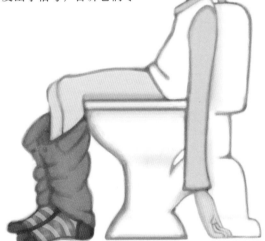

食物残渣

食物残渣中的大部分水都是在小肠里被身体吸收的（也有一小部分在大肠里被吸收）。最多时会有100毫升（不到半杯咖啡那么多）的液体跟随大便被排出体外。

盲肠有什么作用？

当我们说到盲肠炎的时候，指的其实是盲肠的小尖尖发炎了，这可能是因为有什么东西堵住了那个洞。

没有人确切知道我们为什么会长盲肠。不过很多科学家认为，它就像是细菌的一个小小的防空洞。如果肠道里的细菌全都被淘汰了，或是外部进来的有害细菌占据了肠道，那么剩余的一小部分细菌可以藏身于盲肠尖里。当危险结束后，它们便可以迅速构建起跟之前一样的细菌国度。

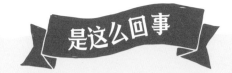

是这么回事

快速回答三个问题

我们为什么会放屁？ 大肠里的细菌在分解最后那部分食物残渣时会产生气体。你的屁中除了这种气体，还有一些你吞进肚子里的空气，以及消化过程中形成的其他气体。这些气体必须有一个出口。

你的屁闻起来跟其他人的屁不一样。这是因为这气味来自细菌产生的气体，而每个人的大肠里都有自己独特的菌群。

大便为什么是棕色的？ 脾和肝脏（是的，肝脏又出现了）负责分解衰老的红细胞和白细胞，当血红蛋白（让血液呈现红色的物质）被分解时，会形成一种叫胆红素的物质。胆红素跟随胆汁进入小肠，正是胆红素让大便变成了棕色。事实上，也正是胆红素让小便变成了黄色。

上完厕所后必须洗手吗？ 小便和大便来自我们自己的身体，那它们对我们应该没什么威胁吧？

有时候我们说一些细菌对人体有益，但我们不能说它们本身是好的还是坏的。有些细菌对我们有用，另一些则会让我们生病，还有一些无关痛痒。

很重要的一点是，就算是那些对我们有用的细菌，比如大肠里的细菌，它们如果到了身体其他部位却可能会对身体造成伤害。当然这些细菌不能穿透肠壁，但它们中有很多会跟随大便被排出体外。大便的一半都是由细菌构成的，如果我们将这些细菌吃进嘴里，就会造成严重的肠胃炎。

我们终于坐到了马桶上，这时你还可以顺便尿个尿。请翻到下一页，这样你就会明白小便是怎么回事了。

肾、小便及其他

现在我们要来释放一些液体了！简单地说，就是小便。在结束这一章之前，我们要来复习一下奶酪三明治穿过身体的过程，再看看那些运作巧妙的器官（或者不那么巧妙的）。

尿到底是什么？

尿，另一个名字叫小便，是在肾里形成的。血液在肾里被过滤，对身体有害或者身体不需要的东西（很大一部分是食物消化后剩下的）跟水一起形成了尿。

尿的旅程

如果我们想要跟随尿的旅程——从它形成到被排出体外，那我们必须先从血液循环开始。

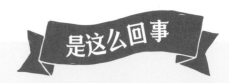

是这么回事

尿床

很多小孩在夜里都憋不住尿。七岁的儿童，平均每十人中会有一人存在这种情况。这不是什么大事，不过还是会比较麻烦。

直到孩子五岁以后，我们才会把这叫作尿床。在此之前，几乎所有孩子都会偶尔把尿撒在床上，这是因为他们控制尿路的神经系统还没有发育好。

我们身体的生长速度各不相同，在一些人身上，神经系统成熟得要略慢一些，所以大脑没有得到膀胱变满的信号，无法控制膀胱排空自己的活动。有时候则是因为孩子睡得太沉了，没能及时醒来。

随着孩子长大，这个问题会自然消失。如果一直没有解决，我们可以去医院寻求有效的帮助。比如用一种特殊的警报器，在孩子流出第一滴尿液的时候，它就会发现并发出警报。

1 肾

血液在绕身体循环的途中，会经过两个肾中的一个。肾是血液得到净化以及尿形成的地方。

2 肾盂

尿液流经位于输尿管上部的肾盂中的小管道。

3 输尿管

下一步是输尿管，它引导尿液离开肾。输尿管的蠕动使得尿液被往下挤压。

我们每昼夜会排出大约1升尿液。对身体来说，小便也是一种保持体液平衡的方式。

5 尿道

尿液在离开身体前的最后一段路是尿道。尿道从膀胱延伸到尿道口，小便从尿道口排出。在膀胱下面一些的地方有一个可以用意志来控制的括约肌，它会"捏住"尿道，以便你有时间去厕所。

4 膀胱

两根输尿管在膀胱里会合。尿液积存在这里，达到一定容量后会被排出体外。膀胱快满了的时候会伸长，这时你就会感觉到想解小便。

快速回放

你弄明白奶酪三明治这场穿越身体的旅行到底是怎么回事了吗？如果还没完全弄明白的话，可以看看下面这份总结。

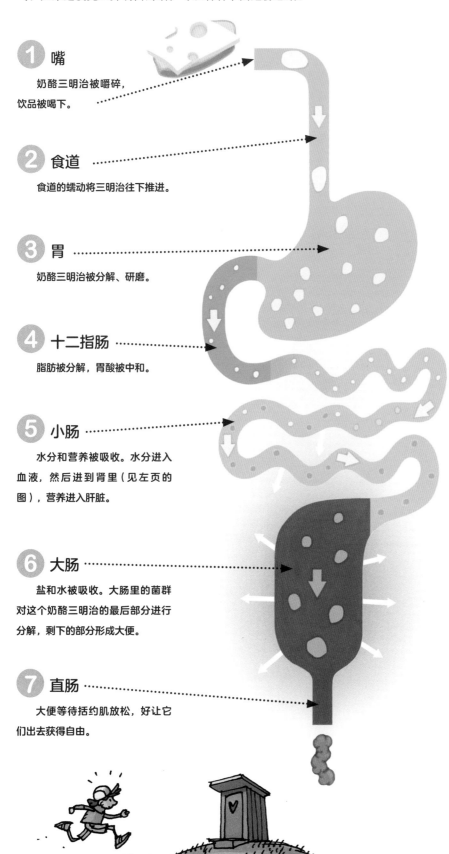

1 嘴

奶酪三明治被嚼碎，饮品被喝下。

2 食道

食道的蠕动将三明治往下推进。

3 胃

奶酪三明治被分解、研磨。

4 十二指肠

脂肪被分解，胃酸被中和。

5 小肠

水分和营养被吸收。水分进入血液，然后进到肾里（见左页的图），营养进入肝脏。

6 大肠

盐和水被吸收。大肠里的菌群对这个奶酪三明治的最后部分进行分解，剩下的部分形成大便。

7 直肠

大便等待括约肌放松，好让它们出去获得自由。

健康的饮食

好了，我们来到了这一章的尾声。这一章讲的是我们的身体如何处理我们吃下的、喝下的东西。你已经明白食物对身体来说很重要，但并不是所有食物都是有益的。

首要的建议是，吃的种类越多越好。什么东西都吃，你就能得到你所需的物质。其实有这个建议就足够了，不过还是再多加几条具体的建议吧。

● 多吃水果、蔬菜、坚果。根茎类蔬菜很重要，还有别忘了荚果类蔬菜，比如扁豆、大豆和豌豆。

● 经常吃鱼。

● 少吃红肉（比如牛肉、羊肉、猪肉和野味）。素食者虽然不吃肉，但一部分人吃鱼和蛋，喝牛奶。肉里有很多蛋白质，所以素食者（尤其是那些连蛋、奶等动物食品都不吃的人）应该多吃大豆和扁豆，或者其他富含蛋白质的食物。

● 别放纵自己喝含糖分高的饮料、吃加了糖的饭菜和小吃。你从食物中获取的糖已经够了，身体不需要更多的糖。

● 选择纤维丰富的面食和全麦面包这类慢速碳水化合物食物。它们被称为慢速碳水化合物，是因为身体要花更长的时间才能将它们分解，而它们能在相对长的时间里给予你适度的能量补充。像糖果等食物中的快速碳水化合物虽然会迅速进入血液，让我们充满活力，但只能维持很短一会儿，然后血糖会迅速下降，我们又会感到疲劳。于是我们就会很容易想再吃一点儿糖果，然后再吃一点儿，再吃一点儿……

● 在条件允许的情况下尽量选择好的脂肪。多摄入鱼、菜籽油、橄榄油、坚果中的优质脂肪，少摄入肉和黄油中的饱和脂肪。

● 运动越多，你身体所需的能量越多；运动越少，所需的能量也越少。

消化食物的工作完成了。现在我们的身体需要某种能够接收周围世界信息的东西，以及能够处理这些信息的东西。你猜猜下一章我们会讲什么？

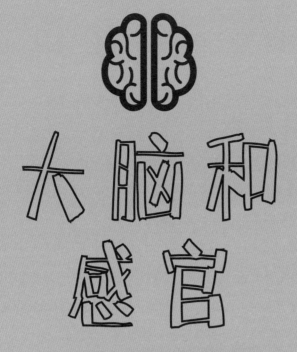

大脑和感官

一个没有大脑的身体是没有意义的。没有大脑的身体还能称作一个人吗？大脑储存着所有你获得的知识、你学会的东西和你思考的事情，它还能时时刻刻通过感官获取新的信息。这一切到底是怎么进行的呢？

我们为什么有大脑和感官？

想象一下，你舒服地躺在一个湖边。一只蚂蚁爬到你的腿上，弄得你痒痒的。你的耳边传来水花拍打的声音，你的嘴里还留着果汁的味道，空气中散发着花儿、夏天和青草的气息。不远处有几个人在玩球，但你看不清他们，因为一只漂亮的蝴蝶在你面前飞来飞去。

你的感官将信息收集进大脑，而大脑决定着你感知到什么、你需要做什么。在湖边，你觉得一切都很愉悦，一动都不想动。

这时，太阳被一片乌云挡住了，刮起了风，雨水打在了你的额头上。你立刻知道——想都不用想——该收拾东西去躲雨了。你经历过下雨，大脑知道你该如何避免被淋湿。

这样的事情每天都会发生成千上万次，你甚至都没有意识到你做了很多选择，是大脑在控制着你的生活。我们其实可以说，你的大脑就是你。

两套神经系统

身体的神经系统是由大脑、脊髓和神经组成的。但事实上，它们是两套不同的系统。

1 躯体神经系统

我们可以用意志来控制躯体神经系统。你在抠鼻子或是踢足球的时候，用的就是躯体神经系统。

2 自主神经系统

自主神经系统会自主工作，它负责呼吸、血压和食物消化这些事情。

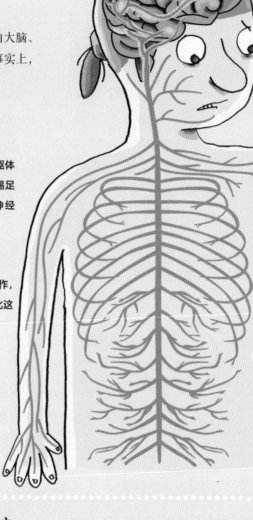

豌豆公主

你可能听过豌豆公主这个童话故事。豌豆公主能隔着好几层床垫感觉到一粒豌豆的存在，因而无法入睡。公主皮肤上的感觉细胞隔着床垫感觉到身体下面有一个硌人的东西，现在我们来看看这到底是什么原理。

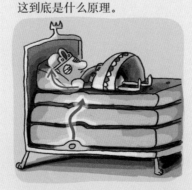

如果有什么事情不对劲，神经元会得到一个信号。随后，这个信号会通过脊髓发送给大脑。

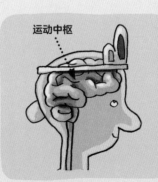

运动中枢

大脑会选择身体该做出什么反应，向对应的身体部位发出相应的信号。

身体的信号

身体的所有信号都会经过大脑和脊髓，它们决定是否应该做某事，以及如果要做的话应该做些什么。它们通常被称作中枢神经系统。

信号

在神经系统里被传输的信号到底是什么东西？它们是怎么形成的？

神经元有伸向四面八方的突起（神经纤维）：轴突引导信号离开细胞，树突引导信号进入细胞。

如果神经元 A 向神经元 B 发送一个信号，告诉它水很冷，过程是这样的：

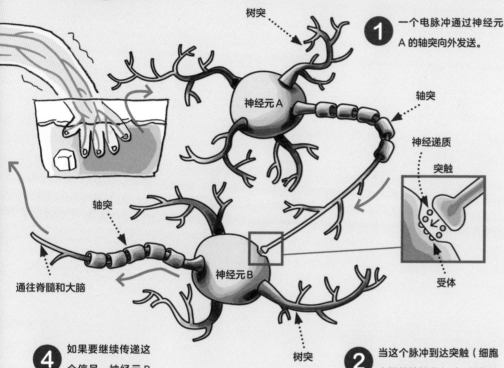

树突

1 一个电脉冲通过神经元 A 的轴突向外发送。

神经元 A

轴突

神经递质

突触

轴突

通往脊髓和大脑

神经元 B

树突

受体

4 如果要继续传递这个信号，神经元 B 要制造一个自己的电脉冲，通过自己的轴突将它发送出去。

3 神经元 B 这一侧的受体（接收器）发现了信号神经递质。

2 当这个脉冲到达突触（细胞之间的接触点）时，神经元 A 会释放出神经递质——一种告诉神经元 B 有信号来了的物质。

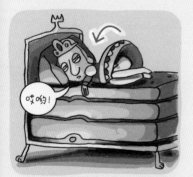

公主翻身换了个位置，但还是感到有什么硌得痛，新的信号传递到肌肉上。

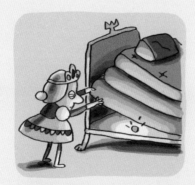

公主拿掉了豌豆，不舒服的感觉消失了，肌肉放松下来，公主睡着了。

实验

神经通路

信号是在神经通路里进行传递的，神经通路是由神经元组成的长长的链条。它的运行方式就跟下面这个游戏差不多。

1. 把你能找到的所有人集合在一起围成一圈。
2. 所有人互相拉住手，闭上眼睛。现在每位参与者的一条胳膊是轴突，另一条胳膊是树突，牵着的手是一个突触。
3. 选择一个人，通过握紧旁边人的手的方式，发出一个神经脉冲。
4. 接收的人感觉到信号后，另一只手立刻握紧下一个人的手。

你们的反应快吗？快也肯定没有身体里的一些神经通路那么快。

有些轴突可以用 150 米/秒的速度发送信号——"当心，炉子很烫，把手拿开！"另一些轴突则要慢得多，一秒钟只能将信号发送 10 厘米，这时传递出的信号多为持久的疼痛，比如背痛。

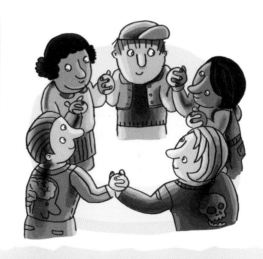

好了，现在该更深入地研究一下感官了。下一页我们将谈谈你在读这本书时所用到的感官。

视觉感官

我们自然是用眼睛来看东西，但解读眼睛所看到的图像，让它们为我们所理解的是大脑。这是一项巨大的工作，大脑的很大一部分用这样或那样的方式参与了"看"这件事。睁大你的眼睛，继续看下去吧。

视觉皮层

图像进入大脑的路径

这是你的眼睛，它在看一只蝴蝶。当蝴蝶的光线抵达你的眼睛时，发生了这样的过程：

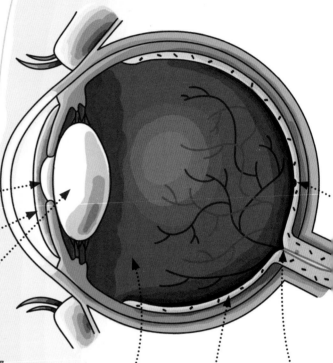

1 角膜

光线最早遇到的是角膜，这是眼睛的一层透明的保护膜。角膜也对光做了第一次折射（将它转到另一个方向）。

2 瞳孔

瞳孔就像一扇门，让适当的光进到眼睛里。瞳孔在黑暗中会扩张，在亮光中会缩小。

3 虹膜

瞳孔的大小由一块环状的肌肉控制，这块肌肉所在的结构叫虹膜。是虹膜里的色素决定了眼睛的颜色。

4 晶状体

晶状体折射光线，使光线聚集在眼球后壁准确的位置上。

5 玻璃体

光线穿过玻璃体，这是一团类似果冻的东西，对眼球起固定作用。

6 视网膜

图像投射在视网膜上，不过是上下颠倒的。视网膜上有两种不同的感觉细胞，视锥细胞感知颜色，视杆细胞感知光。身体70%的感觉细胞都在眼睛里。

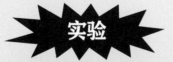

实验

你的主视眼是右眼吗？

我们有两只眼睛，它们位置不同，这使得我们能够感知到图像的纵深。其中一只眼睛会起主导作用，也就是说，大脑使用的图像大多来自这只眼睛。

测试你是右眼主导还是左眼主导的方法如下：

双眼睁开，指着不远处的一样东西。继续指着这件物品，闭上一只眼睛，现在你还指在同一个点上吗？如果还指在同一个点上，那么此刻你睁着的这只眼睛就是你的主视眼。换另一只眼睛闭上确认一下，现在你指的位置应该在那件物品的旁边。

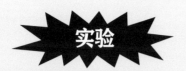

错觉： 由大脑来对我们看见的东西进行解读，这使得我们可以欺骗眼睛。大脑会拿这些东西跟周围环境做对比，在记忆中寻找相似的图像，然后试着把这一切组合成一个可以被我们理解的图像。

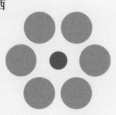

这是一个骗局，问题就出在大脑总是试图拿一个物体的大小与周围其他物体的大小做比较。右边两个图案里中间那个红色的圆，哪一个更大？你先猜一下，然后再测量一下。

错误的色觉： 有的人是色盲，但他们并非真的"盲"，他们只是在辨识某些颜色上有困难，通常是红色和绿色。

你能看出图里藏着一只什么动物吗？

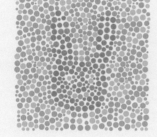

❼ 黄斑

视网膜上的一个凹陷叫作黄斑。投射到黄斑上的那部分图像会看起来格外明亮。你读这本书的时候，用的就是黄斑。

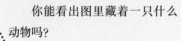

❽ 视神经乳头（视乳头）

视神经固定在视神经乳头上，所以，图像就是从这里被发送到大脑的。这里没有视细胞，是投影图像的一个盲点。

大脑的视觉中枢

在大脑的视觉中枢，图像被分析解读为一只蝴蝶。大脑把来自两只眼睛的图像合成一个图像后，盲点也得到了弥补。

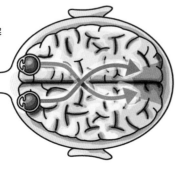

屈光不正与眼镜

我们视力的好坏通常取决于眼球的形状。

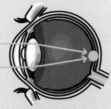

一个拥有完美视力的人，他的晶状体聚焦在光线上，因此焦点（光线聚集的地方）正好落在他的视网膜上。

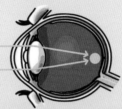

而近视的人，眼球的形状通常过长，这时焦点便会落在玻璃体内的某一处。眼睛近视的人必须把物体移近才能把它们看清楚。

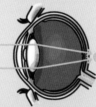

远视的人，眼球形状通常过短，于是焦点落在了视网膜的后面。眼睛远视的人可以把晶状体周围的一块肌肉绷起来，这样看远距离的东西会很清楚，但看近距离的东西就不太行了。

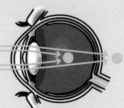

眼睛散光的人有另一个问题：光被折射到不同的方向。因此散光患者可能既近视又远视。

所有屈光不正的人都可以用眼镜或隐形眼镜进行矫正。怎么矫正？眼镜和隐形眼镜可以看作另一种形式的晶状体，它们在光抵达眼睛之前就进行了折射，于是我们就可以弥补屈光不正的缺陷。

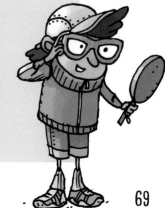

听觉感官
（以及平衡觉）

我们周围永远都有声音，交谈声、音乐、汽车噪声、小溪的潺潺流水声、海鸥的鸣叫和风暴的呼啸，但你听不到你脑袋里在思考的东西。声音到底是什么呢？我们怎么知道自己听到的是什么？现在我们就要来看看（或者听听，如果有人读给你听的话）这个问题的答案。

声音是什么？

声音就像是空气里的波动，这些波动是不可见的，直到它们让某样东西发生了振动，我们才可以听到。你有过站在大喇叭前的经历吗？这时你就能感觉到声波，因为扬声器的膜片在振动并发送声波，这些声波让你的鼓膜也发生了振动。

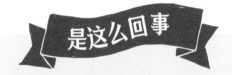

是这么回事

耳朵被"捂住"了

突然间，你感觉自己像坐在一个罐子里面，所有的声音听起来都遥远模糊。你应该有过这种感觉吧？没错，就像耳朵被捂住了一样。

中耳通过咽鼓管跟咽部（见第59页）直接发生接触，这里面的空间充满了空气，而这些空气总是从下往上填充进来的。如果咽鼓管壁肿了起来，空气就很难往上走，这时中耳的气压就会下降，鼓膜就会被往里吸进去。鼓膜绷紧，它的活动性就变差了，因此所有声音听起来都很奇怪。

我们在飞机上，当客舱内压力较低的时候，也会发生相似的事情——不过那时鼓膜是被往外吸出。

耳道里会有耳屎，它是在耳道最里面形成的，然后慢慢地移动到外耳，一路上耳屎携带了大量身体不想要的脏物和其他东西。我们洗澡时如果感觉耳朵被"捂住"，是因为耳道里的耳屎沾了水而变得黏稠，堵住了耳道或者说阻塞了鼓膜，导致它无法自由移动。

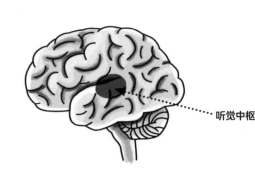

听觉中枢

声音通往大脑的路径

这是一个音箱，它在放着你最喜欢的歌曲，你一听到这首歌就会情不自禁地跳起舞来。那么这声音是怎么进入你大脑的呢？是这样的：

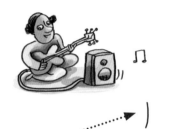

1 声波

音箱振动，发送出声波。

2 外耳

你的外耳——它的功能就像一个漏斗——捕获了声波，引导它们进入耳道。

辅助手段

听力不好的人需要一个助听器。它是一个小小的用电池驱动的物件，使用时戴到一只耳朵后面，它包含一个采集声音的麦克风、一个让声音变得更强劲的放大器和一个将增强的声波发送到耳道里的传声器。

天生听力严重受损的人或是全聋的人则可以植入一个人工耳蜗。耳蜗是学名，它的外形看起来像蜗牛一样，植入的意思是我们通过手术把它放进身体里。

人工耳蜗和助听器有点像，也有一个戴在耳朵后面的麦克风，不过声音是从一个小型电波发射器发出的，发送到位于体内的一台接收器上。一根细细的线将电脉冲从接收器引导到耳蜗里，电脉冲发生振动，使得耳蜗里的感觉细胞活动起来。

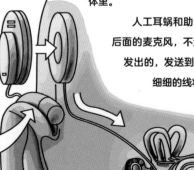

❻ 大脑

感觉细胞通过听觉神经发送信号，当这些信号到达大脑的听觉中枢时，这些声音被解读为不同的音调。因为这首歌是你最喜欢的，所以大脑立刻认出了这一系列的音调，于是大脑将信号传送给身体的肌肉，告诉它们该跃动起舞了。

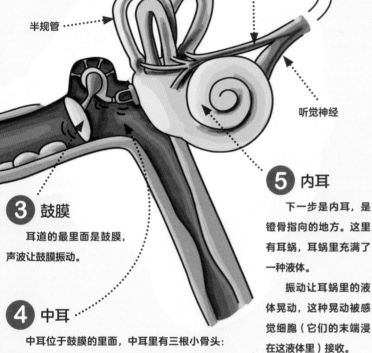

半规管

前庭神经

听觉神经

❺ 内耳

下一步是内耳，是镫骨指向的地方。这里有耳蜗，耳蜗里充满了一种液体。

振动让耳蜗里的液体晃动，这种晃动被感觉细胞（它们的末端浸在这液体里）接收。

❸ 鼓膜

耳道的最里面是鼓膜，声波让鼓膜振动。

❹ 中耳

中耳位于鼓膜的里面，中耳里有三根小骨头：锤骨、砧骨和镫骨。鼓膜固定在锤骨上，所以当鼓膜振动的时候，这种振动会被传送给锤骨，进而传送给砧骨，最后到达镫骨。

我们为什么有两只耳朵?

一只耳朵总是要比另一只更接近声源，这使得声音进入其中一只耳朵的速度更快一些（听到的声音也更强烈一些）。这种微小的差别使得大脑能够辨别出声音是从哪里传来的，以及还有很多其他信息。

拥有两只耳朵还能让我们更容易选择把思维集中在某些声音上面，比如在一群叽叽喳喳的人中间，去听你的朋友在说什么。

艺术家文森特·凡·高在 1888 年割掉了自己的左耳，没有人知道这是为什么。

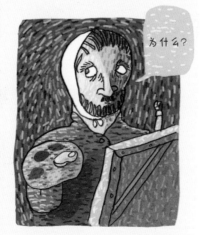

为什么?

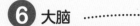

是这么回事

平衡

平衡器其实位于耳朵里，很奇怪吧?

内耳里有两个叫作椭圆囊和球囊的小膜囊，以及三个叫作半规管的弯曲的小骨管。半规管里还有膜囊，但是这里的膜囊叫作壶腹。所有的膜囊里都有一种果冻状的浆液，在这些浆液里面有感觉细胞。

椭圆囊和球囊会告诉大脑，以地面为参照物，头部的位置在哪里。

半规管里的壶腹负责的是旋转，即头部的所有旋转动作。

它们是如何发挥作用的呢? 当你向前倾斜或是转圈时，椭圆囊、球囊和半规管里的浆液也在运动——那些感觉细胞饱受折磨，就好像芦苇因为湖里的波浪而往各个方向摇晃一样。

感觉细胞一直不断地向大脑的平衡中枢报告着身体的位置，使得大脑可以告诉肌肉，它们应该怎样使你保持平衡。

如果你不停地转啊转，当你停下来的时候，通常会觉得头晕。这是因为半规管里有液体，这些液体并没有因为你的身体停止转动而立刻停下来，它们会继续影响壶腹一会儿。因此，尽管你已经从旋转木马上马上下来了，但你仍然感觉自己好像在旋转。

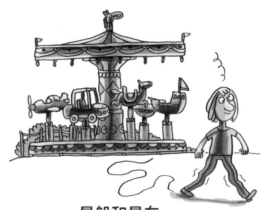

晕船和晕车

如果你坐在一艘船的船舱里，你的平衡感官会告诉你的大脑你在上下晃动。但是在船上，你周围的一切都跟你一样在上下晃动，所以视觉感官会说你是静止的。这样一来，大脑就会收到两个不同的信号，所以大脑会很迷惑。如果你来到甲板上看到地平线，通常就会感觉好一点儿，因为这时平衡感官和视觉感官传达的内容是一样的。

晕车也差不多是一样的原理。车里的一切都跟你一样在晃动，而同时平衡感官告诉大脑你的位置在发生变化。开车的人很少会晕车，因为他们总是注意着车外的情况（但愿如此吧）。

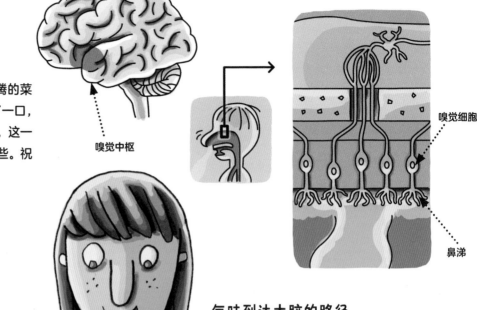

嗅觉和味觉

当你很饿的时候，想象一下有一盘热气腾腾的菜肴，香味让你的口水都流出来了。然后你吃上了一口，顿时你的味蕾倍感幸福。气味和味道跟感觉有关，这一点毫无疑问。在这里，我们要展现给你的不止这些。祝你有个好胃口！

嗅觉中枢

嗅觉细胞

鼻涕

我们为什么需要嗅觉和味觉?

吃到有毒的东西显然会对生命造成威胁，遗憾的是，我们不能完全依靠我们的味觉感官去发现所有的危险。举个例子，有些毒蘑菇吃起来就像能安全食用的蘑菇一样美味。不管怎么样，味道还是可以告诉我们有些食物放得太久不能吃了，如果我们没有从气味上闻出来的话。

能闻出着火的气味也是很重要的。甜味则是表明食物含有高能量的碳水化合物的一个信号，吃这种食物可以让你填饱肚子。

气味到达大脑的路径

在鼻腔的顶部有一个区域，那里充满了专门针对气味的感觉细胞。这些感觉细胞的末端伸进一层黏液里面，这层黏液会溶解芳香粒子，使得感觉细胞能够感知到它们。

然后，感觉细胞通过嗅觉神经向大脑发送一个信号。大脑对这个信号进行解读，决定是否要做什么，比如再闻一下那朵花。

"安稳"的气味

你有没有注意到，在不同人的家里，会有不同的气味？那种混杂的气味来自厨房里的调料，来自衣服和物品，尤其是来自住在那里的人（有时候还有动物）。你家里的气味是什么样的？

这个问题有点难回答。我们对这种气味太熟悉了，以至于嗅觉甚至都不会把它当成特殊的气味做出反应。如果你出门几天后再回家，你会立刻察觉到这种气味。对大多数人来说，这是一种代表安稳的气味。

不同的人身上的气味也不相同，哪怕他们喷了同样的香水。

科学家们对此非常感兴趣。尤其是有研究表明，气味对于我们会爱上什么人起重要作用。

很多动物会散发出信息素（有气味的物质），使得其他动物按照它们的意愿来做出行动，它可以是警告的

气味、迷惑的气味，也可以是引起厌恶的气味。花朵则会散发出带有香气的粒子来吸引昆虫。

人类不会使用很多气味信号，但我们当然会闻到对方的气味。我们能认出和我们比较亲近的人的气味，当我们有一段时间没见到他们时，这种感觉最为明显——这就像安稳的家的气味一样。

气味与感觉

大脑的嗅觉皮层——气味在那里被解读——是边缘系统的一部分，而边缘系统是一个对我们的感觉和记忆非常重要的区域（见第77页），这就是有些气味可以唤醒我们体内非常强烈的感觉的原因。

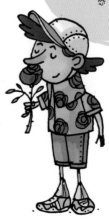

我们闻到的是什么?

我们在空气中闻到的气味是化学物质,是散发出气味的小颗粒,但是嗅觉感官很快就会厌倦。一个屁的气味很快就会消失,这并不是因为那些颗粒消失了,更多的是因为鼻子不再向大脑发送臭味信号——这可真是幸运。最后,那些颗粒飘到了地上,或是被风带走,这时"气味"才是真的消失了。

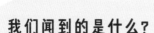

用脚"尝"味道

昆虫的身上也有针对气味和味道的感觉细胞,它们叫作感受器。昆虫的嗅觉感受器往往位于它们的触角上,味觉感受器自然是在嘴里,但也有位于腿的末端的。一只在糖块上踩来踩去的苍蝇,正是在用脚感觉甜味。

善变的口味

每个人不会对所有的东西都喜欢,口味也会随着年龄的增长而改变。很多人在童年时期不喜欢臭鲱鱼的味道,成年后竟然喜欢上了它,实在让人惊讶,所以时不时地去做一下尝试还是值得的。

孩子的味觉感官比成年人敏感,尤其是对苦味,孩子们都唯恐避之不及。

有一种叫苯硫脲(英文缩写为PTC)的有趣物质,存在于西蓝花和抱子甘蓝中,它的味道是苦的,但有些人吃不出这种苦味,这是因为他们感受这种苦味的感觉细胞发生了遗传突变(见第53页)。所以有时候有些人并不是挑食,他们只是比其他人有着更灵敏的味觉感官罢了。

味觉通往大脑的路径

舌头上有味蕾(详见第58页),是味蕾上的感觉细胞在感知味道。同时其他感官也参与了这个过程:气味、视觉(我们通常认为好看的食物吃起来也更美味)和感觉(食物是黏稠还是松脆)。有趣的是,甚至连痛觉细胞也参与进来:有些调料,比如辣椒,其传递给大脑的信号是疼痛的感受。

因为舌头有多种功能,所以有多条神经通道从舌头通往大脑。大脑的味觉中枢将决定食物的味道如何。

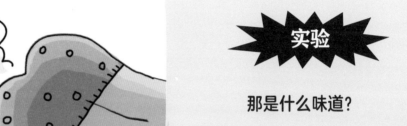

实验

那是什么味道?

嗅觉、视觉和触觉影响着味道。我们怎么能这么确定证实这一点呢?你可以自己来实验一下!

将不同种类的食物切成同样的小块,可以是土豆、橘子、香蕉、巧克力、黄瓜或其他任何食物。把它们放在一个盘子里,请一个人在你看不见的情况下来移动它们。然后你闭上眼睛,每次拿一块吃,同时捏住鼻子,猜猜看你吃的是什么。

很难猜吧?而且这还是在你知道选了哪些食物的情况下,如果你让一个完全不知道的人来试,则会更难。如果你选的食物有差不多的质地(嚼的时候感觉差不多),那就几乎不可能猜对,因为这个时候你把嗅觉、视觉和触觉都拿掉了。

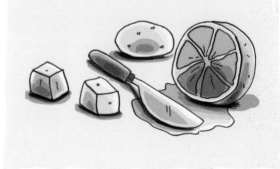

触觉

现在你有什么感觉？请好好地体会一下。你感觉是热还是冷？你坐着或是躺着舒不舒服？有没有什么东西挨着你或是挤到你？有没有什么地方痒？或者你的右前臂有没有一点儿疼？请继续往下读，看看触觉是如何工作的。

我们必须要感受这么多吗？

试着想象一下，你没有任何感觉。这样的话，你就不需要在天冷的时候穿外套。如果你踩到了一枚钉子或是一块玻璃碎片，你也不会注意到。因为你总是安静坐着不动，你的身体会变得僵硬、不灵活（但你自己不会感觉到）。每次你试着走路的时候都会摔跤，因为你的双脚感觉不到地面。最糟糕的是，你感觉不到阳光在温暖着你的脸，你也完全感觉不到最好的朋友给你的拥抱。

触觉保护我们免受许多问题的困扰。我们能够感觉到有什么东西不对劲，然后采取相应的行动。当我们用手去轻抚一只猫柔软顺滑的皮毛时，触觉会带给我们愉悦。

所以，当然，我们必须要感受这么多。

触觉通往大脑的路径

所有的神经通路都通向中枢神经系统（大脑和脊髓，见第 67 页）。感觉细胞遍布全身，它们有许多不同的路径通往中枢神经系统。

然而首先是在大脑里，来自感觉细胞的信号才变得有意义。大脑知道了这个感觉是从哪里来的，是什么类型的感觉细胞发送了这个信号，这个信号有多强烈，并且通常还会伴有来自附近其他感觉细胞的信号。大脑将所有信号汇总起来，这样才能判断感觉到了什么，然后据此做出正确的决定。

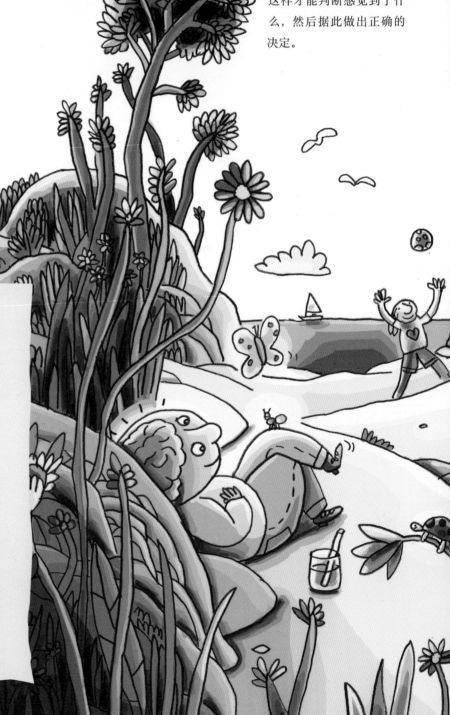

实验

冷和热

拿出三只水桶（或大碗、平底锅），往一只桶里倒满冷水，一只桶里倒满热水，另一只桶里倒满温水。把它们并排放在一起，温水桶放在中间。

把一只手放进冷水桶里，另一只手放进热水桶里，保持半分钟。然后把双手拿出来，一同放进温水桶里，感觉怎么样？

从冷水桶里拿出来的手会感觉温水是热的，而从热水桶里拿出来的手会感觉温水是冷的。这是因为某些对温度敏感的感觉细胞专注于感知周围温度的变化，它们会向大脑发送外界突然变冷（或变热）的信号，这时大脑会把这个信号解读为手周围的水是冷的（或热的）。

疼痛和反射

疼痛是身体告诉你有什么地方出现问题的一种方式。这会给你一个警告，让你远离危险的处境，或是避免使用受伤的身体部位。这些发送给大脑的信号同样重要，例如，我们感觉坐得有点不舒服，这通常意味着血液没有抵达应该抵达的地方。然后我们会无意识地变换一下身体的坐姿，以便让血液循环更为通畅。如果这整个过程不能正常进行的话，身体很快就会受到严重的伤害。

疼痛跟其他感官印象相比有一个重要的区别：我们无法习惯疼痛。一种难闻的气味过一会儿就不那么难闻了，可是疼痛不会随着时间的推移而减弱。

如果你把手放在热炉灶上面，一个信号会立即发送到脊髓，然后传送到大脑。但是为了让你迅速把手移开，脊髓里就会引发一种反射，一个新的信号就会被直接传送到肌肉上，你的手一下子就抽回了。也就是说，大脑甚至都还没来得及参与这件事，肌肉就已经做出反应。当大脑告诉你疼痛的时候，危险的情况已经结束了。

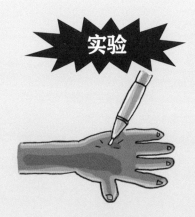

感知笔尖

你全身上下都有感觉细胞，但在不同的部位，感觉细胞的数量有所不同。指尖上的感觉细胞非常丰富，否则，我们就无法完成手指所负责的所有精细操作。脚底的感觉细胞的数量少得多，不然的话，我们走起路来会非常困难、痛苦。

感觉细胞有不同的任务，有些负责弄清楚物体的触感——硬的还是软的，粗糙的还是光滑的；有些负责感知温度；还有一种感觉细胞只负责感知挤压和疼痛。我们可以通过一个实验来了解：

1. 用一根笔的笔尖轻轻地戳一下手背的皮肤，有什么感觉？你会有三种不同的感觉，这取决于你触碰到了哪一种感觉细胞：笔尖很凉，有一点儿疼，有什么尖尖的东西碰到了皮肤。

2. 现在把笔尖从第一处戳过的地方移到几毫米外的另一个地方，再试一下。让笔尖在那里停留一秒钟，好让大脑有时间记录这种感觉。现在有不同的感觉吗？没有的话，再换一个地方试试。

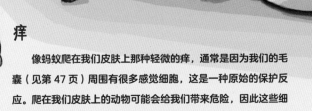

痒

像蚂蚁爬在我们皮肤上那种轻微的痒，通常是因为我们的毛囊（见第47页）周围有很多感觉细胞，这是一种原始的保护反应。爬在我们皮肤上的动物可能会给我们带来危险，因此这些细胞为了提醒身体，就会传达这种不太舒服的感觉。

另一种痒是我们被哥哥姐姐挠痒时的那种痒。被人挠痒的时候我们为什么会笑（蚂蚁爬在皮肤上却不会），这个原因至今我们也不知道，也许是跟神经紧张有关系。我们不知道挠痒的人手会伸向何处，这会引发一种紧张的反应，很多人感到紧张刺激的时候都会笑。同时，这也很好玩儿，就跟我们坐过山车时的感受一样，虽然害怕但还是觉得好玩儿。

你试试看给自己挠痒，有用吗？不怎么痒，对吧？因为你知道你的手会伸向你身上某某处具体的位置，所以这一点儿也不刺激，真遗憾。

关于感官

我们通常说有五种感官，这是一个很传统的说法。事实上，我们有多少种感官这主要取决于我们怎么来计算。

很多人认为疼痛应该被算作一种单独的感官，就跟平衡觉（见第71页，也叫静觉）和运动觉（也被称为本体感觉，它负责处理的是身体如何知道身体各部位之间关系的问题）一样。更不用说还有压力觉、温度觉、肌肉和骨骼感官这些感官了。

脑

终于，我们来到了身体的"首领"面前！脑控制着你的绝大部分行为，你用脑思考，用脑感觉——是的，你可以说，那个被称作"你"的一切都存在于脑中。脑可能是身体最为神秘的部分，现在我们要"打开盖子"，看看你的脑袋里到底发生了什么事情。

脑的各个部分

我们可以把人脑分为三个部分：大脑、小脑和脑干。它们的外观和工作任务都完全不同。

1 大脑

人脑中最大的部分被称为大脑，它外面的部分——大脑皮层负责思考和感觉。你所有的意识和经历都保存于此，也是在这里你控制着自己的行动。

在大脑皮层下面有一个区域，那里有很多神经通路，它们把大脑各部分连接起来，使各部分能够协调合作。还有脑室（空腔），其中含有液体，这种液体将营养输送到大脑，然后把废弃物带走。

大脑分成两个半球，身体的右半部分由大脑的左半球控制，身体的左半部分由大脑的右半球控制，这是因为神经通路在脑干里是交叉的。

更深入地来说，大脑皮层分为四个叶：

额叶控制着所有由意志驱动的活动，还控制着我们的判断力和我们的专注力；顶叶处理很多感官印象，负责触觉和味觉；颞叶负责听觉；枕叶负责视觉。

除了头骨之外，大脑还受到三层坚韧的脑膜的保护，这里还有很多血管进入大脑。

2 小脑

枕叶的下面是小脑，所有关于身体位置、平衡和运动的信息都汇集到这里。小脑一刻不停地向肌肉发送信号，告诉它们该做什么（这是你无法自己控制的），这样你就不会走不稳或是跌倒。

3 脑干

脑干控制着呼吸、体温、食物消化、新陈代谢和心脏跳动。脑干往下通往脊髓，脊髓中有主要的神经通路。

关于大脑的数据

你的大脑大约有1.5千克重，孩子的大脑跟成年人的大脑基本上一样大，这也是孩子的头看起来都很大的原因。你吸入的氧气有20%用于你的大脑。你的大脑里至少有1000亿个细胞。曾有人计算过，你每分钟能产生48个想法，差不多一秒钟一个想法。

脑袋疼？

头痛有很多不同的原因，但有一件事可以完全确定：头痛的部位并不在大脑。因为大脑中没有能感知疼痛的感觉细胞。

垂体和下丘脑

人脑里还有垂体和下丘脑。垂体是内分泌系统的国王（尽管它比一颗豌豆还小），它是由不同的腺体组成的。下丘脑则是垂体的王后。

腺体最重要的任务是制造激素，这是一种让身体用不同方式做出反应的物质。腺体得到的绝大多数命令最初都是来自下丘脑，很多命令会经过垂体，腺体负责这些命令的实施。而垂体也会得到自己制造激素的命令，垂体制造的激素会影响我们的生长和发育（见第86页）。

在下面这张图上，你可以看到内分泌系统的几种腺体，并且了解它们的功能是什么。

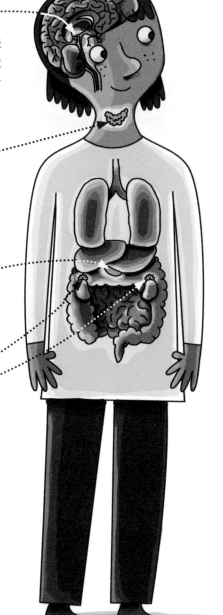

1 松果体

松果体制造褪黑素，会让你在天黑时想要睡觉。保持昼夜规律很重要，我们在夜里睡得好，白天才会有精神。

2 甲状腺

甲状腺制造各种让你生长和发育的激素，还制造一些对新陈代谢和温度调节很重要的激素。

3 胰腺

胰腺制造胰岛素（你在第60页已经读过了）。

4 肾上腺

肾上腺制造肾上腺素和其他应激激素。当你遇到一头发怒的熊，拔腿就跑的时候，是肾上腺素给了你额外的能量刺激。

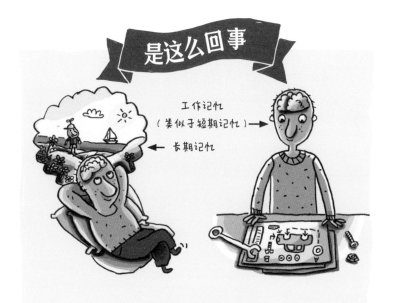

工作记忆
（类似于短期记忆）

长期记忆

记忆在什么地方呢？

记忆无处不在，但记忆也不在任何地方。大脑里有两种不同的记忆，一种是工作记忆，一种是长期记忆。你使用工作记忆专注于你此刻正在做的事情，比如你根据图纸搭建起某个东西，你不可能总是忘掉你刚刚看见和做过的事情。工作记忆用到的很多记忆是在位于大脑深处的海马体里建立的。如果海马体受损，人就无法建立新的记忆，但是还能记得受伤前发生的事情。

海马体也是长期记忆的数据连接中心，长期记忆以一小块一小块片段的形式储存在大脑各处。当你想起你的第一次圣露西亚节聚会时，海马体将来自各个位置的细节记忆汇总起来，圣露西亚节面包的气味和味道、节日服装穿在身上痒痒的感觉等，然后由此形成一个长期记忆。海马体还负责方位记忆，这样你就能找到返回目的地的正确路线。

你是谁？

你是那个正在问你是谁的人。这听起来很奇怪吧？不过确实如此。

当你思考某件事情的时候，你是基于你以前所做、所学和所经历过的一切来思考的。此外，你可能会有点累、有点烦或是有点高兴。你还有一个特殊的基因组（见第55页），它使你有自己的思考方式。

没有人拥有和你完全相同的基因（除非你有一个同卵双胞胎的兄弟或姐妹，见第55页），也没有人拥有和你完全相同的经历和记忆。这意味着，没有人和你一样拥有完全相同的思考方式，那个用这种独一无二的方式思考的人就是你。

有时候，我们会谈论一个人的灵魂，就好像它是我们大脑里的一个独立的小人儿，不过这样的"人"是不存在的。灵魂只是"自我"的另一种说法，你是谁，你的灵魂就是谁。

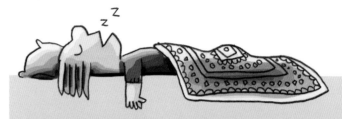

大脑的控制

大脑不仅控制身体，也是思想、感觉和梦所在的地方。下面我们就来看看大脑是怎样工作的。

大脑什么时候运转得最好？

要请你的大脑完成一项棘手的任务，什么时候是最佳时机？反正肯定不是你饿了、累了或心烦意乱的时候。这个提示很有用，对吧？

食物很重要，因为它能给你提供能量，没有能量，大脑就不能发挥它最大的作用（见第 37 页）。锻炼对大脑也有帮助，也许有点奇怪，身体筋疲力尽后，头脑反而变得更精神了。如果你晚上睡得很好，你的精神就会很好，关于这一点你可以在旁边这一栏里读到更详细的内容。再补充一个建议：睡觉前将灯光调暗（关掉所有发光的屏幕，是的，所有），这样有助于褪黑素的分泌（见上一页）。

那些令你沮丧烦恼的事情会很难摆脱。有时在比赛或是考试前夕偏偏会发生一些让你难过或生气的事情。这种情况下，有些人的大脑能够将各种事情区分开来，不管发生什么事情都能集中注意力。而对其余的人来说，最好的办法就是把发生了什么事以及你的感受告诉教练或者老师，然后尽力去发挥就可以了。教练和老师也有自己的感受和理解，他们懂的往往比你想象中的要多。

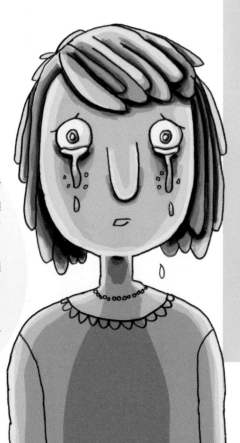

难过的时候，我们为什么会哭？

科学家认为，这是人类没有语言的时期遗留下来的一个现象。那时眼泪是一种信号，告诉别人我们遇到了问题，需要帮助。

如今，当我们需要表达情绪但很难用语言表达时，我们仍然经常哭泣，比如悲伤的时候。婴幼儿哭得最多，因为他们还不会说话，没法告诉别人他们遇到了什么问题。

我们为什么要睡觉，而且还会做梦？

我们睡觉是为了恢复体力，补充新的能量。不睡觉的话，白天我们做事的效率会很低，甚至会生病。

我们在晚上睡觉（一睡就是好几个小时），这一点可能给了我们祖先更大的机会活下来。在黑暗中，人的视力很差，所以采集食物、打猎这些事最好在白天做。此外，晚上会有很多危险的肉食动物出没，所以更明智的做法是藏到一个洞穴里去，让身体和大脑休息，为第二天保存能量。

那我们为什么会做梦呢？没人知道确切的原因。但是有很多不同的理论，这里介绍几种：

理论1：

大脑永远不会真正关闭，因此即便在感官休息的时候，它也依然在使用感官印象工作着。这时，那些发生过的或是我们思考过的事情就会出现。于是大脑想象出一个故事，来解释所有那些奇怪的事情。

理论2：

我们会在梦中练习面对危险的情况（可怕的梦要比可爱和开心的梦更常见）。通过面对梦中的危险，我们演练了遇到危险时的感觉，如果类似的事情在现实中发生的话，我们就不会过于恐慌了。

理论3：

做梦对于我们的学习很重要。当我们要完成某项学习任务时，第一次尝试可能不顺利，但当第二次尝试时，我们会处理得更好——如果在两次尝试处理学习任务之间睡觉休息一会儿的话。大脑在睡觉期间似乎对信息做了处理，包括通过做梦这种方式，并找到了新的解决方法。

理论4：

我们用梦来处理那些很麻烦的问题。当你梦到你和你最好的朋友吵架时，大脑便获得了一个机会：梳理争吵所引起的复杂感受，并认真反思。当你醒来的时候，你会对发生的事有更清醒的认识，你也就不会再为此那么难过了。或者你就知道了该怎么做，让你俩重新和好。

通常情况下，如果存在多种理论时，真相往往介于它们之间。或者更确切地说，我不认为只有一种解释。

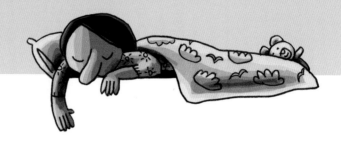

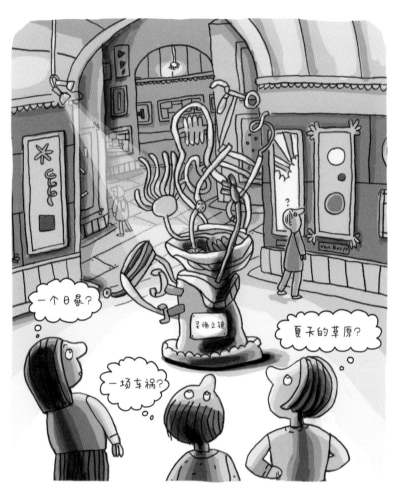

每个人的大脑都不一样

因为我们每个人是如此不同，所以我们大脑的运转方式也各不相同（正如我们的身体一样）。对于整个人类物种来说，这是一个很大的优势，如果每个人都想的一样，那我们就永远都想不出新的点子了。但是对于个人，对于你和我来说，这可能是个问题。一个"与众不同"的大脑可能会让我们难以融入别人，而有时候，这是因为"功能障碍"而导致的。

"功能障碍"有很多不同的形式，先天的学习困难、注意缺陷多动障碍（即多动症，通常表现为注意力不集中，很难安静地坐着，也很难在行动之前认真思考）都属于"功能障碍"。

另一些"功能障碍"可能是难以理解人与人之间的互动，难以理解别人是怎么想的。当然，这样的话，对他们来说，聊天、玩耍和社交也会变得更加困难。阿斯伯格综合征和自闭症都是这种情况。

"功能障碍"不是一般意义上的疾病，是无法治愈的。但我们可以学会和它一起生活，这样它就不会给我们的生活制造太多的困难。

如果能理解患有"功能障碍"人群的难处，大家就会帮助他们。请记住，患有"功能障碍"的人，他们的感受、他们的快乐和烦恼跟其他所有人是一样的。

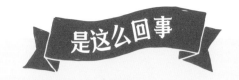

奖赏系统和精神"麻醉剂"

当你享用美食时，当你看见自己爱的人时，当你最喜欢的球队赢得乒乓球联赛时，你身体的自我奖赏系统就会启动。身体会生成特殊的激素，告诉大脑你很喜欢这个甜品，你吃了还想再吃。

正是这种奖赏系统让我们去寻找快乐，变得积极活跃。它让你为了获得一种好吃的水果而爬上一棵树，让你满世界地寻找那个你遇到之后会很开心（可能还会爱上）的人。

如果最早的人类身体里没有这种奖赏系统，他们可能大部分时间都坐在树下等待秋天掉下来的果子。他们也可能很快就会死去，由于孤独、饥饿和无聊。

精神"麻醉剂"，比如酒精和毒品，可以人为地触发身体的奖赏系统，这就是它们如此危险的原因。任何服用了这类精神"麻醉剂"的人都会感觉自己得到了奖励，事实上，他们并没有做什么有意义的事情。如果我们不需要做什么就能让自己感到满足，那为什么还要努力呢？

一段时间后，吸食毒品的人会感觉没有毒品就活不下去了，这被称为毒品成瘾。当吸毒的人对毒品成瘾以后，就无法再从毒品中获得奖励刺激了，相反还会觉得自己的余生没有意义又很可怕。之后，他们继续服用毒品仅仅是为了硬撑下去，让自己活得像一个正常人。

毒品会伤害身体和大脑，甚至能完全控制一个人的生活，我们必须远离毒品。

关于大脑的最后一点提醒

你已经知道了，只要我们吃好、睡好、保持好的心情，就为大脑提供了最好的条件，让它可以完美地运转。吃好、睡好、多运动、做有趣的事情，这样绝大部分问题都可以解决。

还有一件事情是我们可以做的——帮助他人，尤其是在情感上，鼓励那些需要支持的人，安慰那些感到难过的人。做一个好同伴就是这么简单，我保证你会因此收获更多。

这就是大脑和感官。身体建成了，就像一个新生的婴儿……不过等等，这一生中身体还会发生其他的事情。好吧，我们再用一章来讲讲这个问题。

年轻和衰老

到目前为止，我们已经用想象建造起了一个身体。大自然在建造身体的时候是怎么做的呢？一个孩子的身体跟一个老人的身体有那么大的区别，这是怎么回事？从摇篮到坟墓，这一路上发生了什么事情？

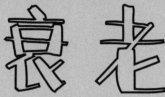

生命的起点是什么？

可以说，我们生命的起点是一个雄性生殖细胞——一个精子，遇到了一个雌性生殖细胞——一个卵子，然后精子成功地穿过卵子的细胞膜（见第51页），使得卵子受精。

精子在男性的一个睾丸里形成，然后在一个附睾中成熟。女性的卵子则是在她的卵巢里形成。卵巢里有成百上千个小小的卵子，每一个都有自己的卵泡。每个月会有一次，一个卵子成熟，卵泡裂开。

现在，主角已经造好了——我们有了一个精子和一个卵子，创造一个人的大戏开始了。

巨大的细胞

世界上最大的卵子可能是鸵鸟蛋的蛋黄，它的直径大约是8厘米。人类的卵子是我们身上唯一可以用肉眼看到的细胞，它差不多跟这句话旁边的这个小点一样大。

一个精子也是由一个细胞构成的，但它太小了，我们用肉眼无法看到。

通往生命之路

从卵子、精子到胚胎——一个人是这样形成的。

1 卵子

卵子从卵巢进入输卵管。如果两颗卵子同时进入输卵管，而且它们都受精了，就会得到异卵双胞胎。

2 精子

精子离开附睾，沿着输精管来到阴茎口（男性也是从这里尿尿的）。

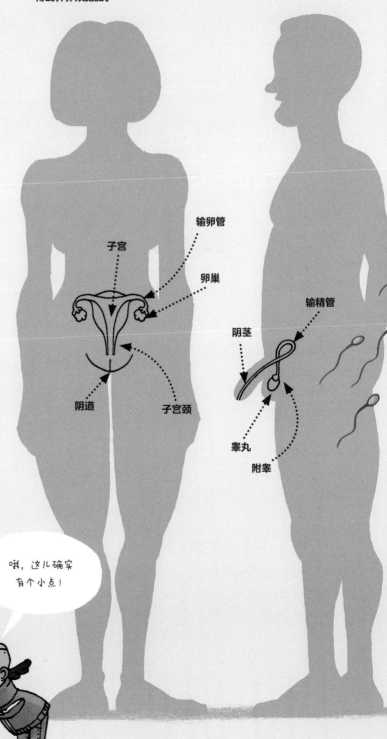

子宫
输卵管
卵巢
阴道
子宫颈
阴茎
输精管
睾丸
附睾

哦，这儿确实有个小点！

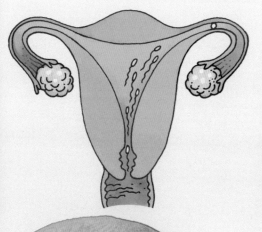

❸ 游泳

如果男性的阴茎在女性的阴道里，精子就会往上游进输卵管，这至少需要半个小时，尽管这段距离只有 15～18 厘米。只有一个精子有机会让卵子受精，不过最后成功的那个并不总是最先到达的那个，因为精子首先必须花上几个小时成熟（成熟的过程发生在它游泳的时候），所以当第一个精子到达卵子的时候，它到得还太早了。

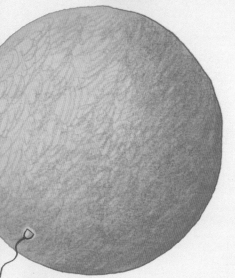

❹ 相遇

精子们穿过输卵管遇到卵子，它们全部奋力地试图穿透卵子的细胞膜。一旦有一个精子完全钻进去，卵子的细胞膜就会发生改变，使得其他所有的精子都被关在外面，无法再进入卵子。这个过程也可以在实验室里实现。精子在人工干预下进入卵子，成功受精的卵子会被放入女性的子宫里。

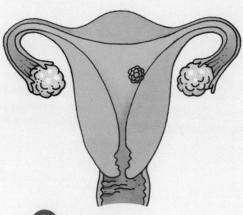

❺ 细胞团

卵子受精后，它开始一边分裂，一边缓缓地向子宫移动。大约一周之后，一个细胞团（大约有100个）固定在了子宫内膜上——一个胚胎形成了，九个月后，它将成为一个婴儿。

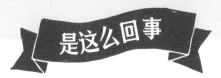

是这么回事

它们为什么挂在外面？

睾丸对疼痛极为敏感，它们为什么挂在身体外面的"袋子"里呢？

因为如果要形成精子，睾丸的温度必须比体温低一点儿。

天冷的时候，阴囊会收缩，使得睾丸能贴近身体变得暖和。热的时候，阴囊会松弛垂挂下来，使得睾丸能够悬挂摇晃而凉快一点儿。

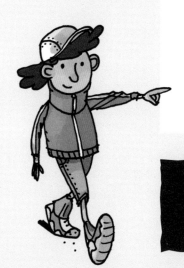

人类的五个年龄段

身体从摇篮到坟墓的一生可以分为五个年龄段（当然我们也可以把它分为三个年龄段或是九十九个年龄段，但感觉分为五个恰到好处）。

1. 胚胎和胎儿

我们从胚胎开始逐渐发育成胎儿，这是我们出生前的名字。在这个阶段，身体各部分形成，所有的系统建立起来并接受测试。如果我们说得严谨一点儿，这个年龄段其实是在摇篮之前。

2. 童年

接下来是童年时代。这个阶段我们主要是在生长、发育和学习。

3. 青少年

青少年时期是介于童年与成年之间的一个阶段，处于这个阶段的人的感觉通常是：心情好的时候，会觉得自己既是小孩也是大人；心情不好的话，就既不是小孩也不是大人，这种感觉很糟糕。不过这个阶段也有很多好处，比如青少年的身体可以康复得非常快，而且动作非常敏捷。

4. 成年

成年时期会持续很多年。年轻的成年人有着最强壮的身体，然后慢慢地步入中年，这时我们通常就不能再在国家队打球了。

5. 老年

到了老年时期，一切都慢了下来。细胞重建的速度不那么快了，大脑开始难以学会新的事物。但是，这时的大脑也可能是充满智慧的，因为它已经经历了非常多的事情。

受精这件事讲完了。请继续翻到这一章的剩余部分，我们将开始一场贯穿人类一生的旅程。

等待的时间

整整九个月的时间里，胎儿都在妈妈的肚子里生长。对于父母来说，这九个月是漫长的，但是在妈妈的肚子里，正发生着巨大的变化。你已经知道，一个细胞将变成一个孩子，下面就是这整个过程的介绍。

九个月

在子宫里，这个小胚胎的周围会形成一层胎膜，这是一个强韧的囊，里面有液体（羊水）。胚胎跟胎膜之外世界的唯一联系是脐带，妈妈胎盘里的营养通过脐带进入胎膜。九个月的时间里（从受精开始算起），胎儿的发育是这样的：

第一个月

第一个月结束时，胚胎大约有 0.5 厘米长，这时离它第一次活动还有大约一周的时间；胚胎心脏开始跳动，不过每跳动一次要休息很久才会跳动第二次；眼睛还长在头部两侧。

第二个月

当它开始被称为胎儿的时候（八周之后），胚胎大约有 2.5 厘米长，头部大约为 1 厘米长；大部分器官已经形成了，但还没有长好；眼睛差不多长到了正确的位置；可以看到胎儿身上像小短桨一样将会发育长大的手臂和腿。

第三个月

通过听诊器可以听到胎儿心脏的跳动；肺发育了，但里面充满了羊水；在胎儿吞进去的羊水的帮助下，消化系统启动了；细细的毛发覆盖在皮肤上；手臂和腿清晰可见。

第四个月

胎脂在胎儿皮肤上形成，仔细想想你就会明白这是为什么——胎儿要在羊水里泡好几个月，正是这层叫胎脂的脂肪保护着胎儿的皮肤不起皱。在这个月结束的时候，妈妈可以感觉到最初的胎动。

第五个月

这时胎儿的重量大约为 0.5 千克；指甲开始生长；尽管还没有睁开眼睛，但是胎儿已经能够透过薄薄的眼睑看到光了。

第六个月

胎儿大约长 30 厘米，和这本书差不多高；鼻孔开始张开；可以睁开和闭上眼睛；这时呼吸练习也开始了，尽管呼吸的是羊水而不是空气。

第七个月

如果发生了什么意外情况，现在的胎儿也有机会在母体之外存活下来。它的体重超过了 1 千克，朝着 1.5 千克迈进，身长大约为 35 厘米。

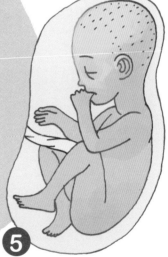
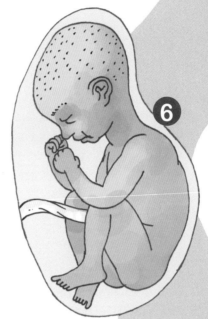
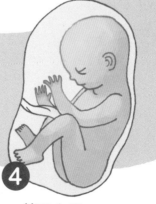
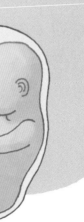
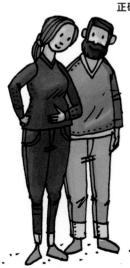

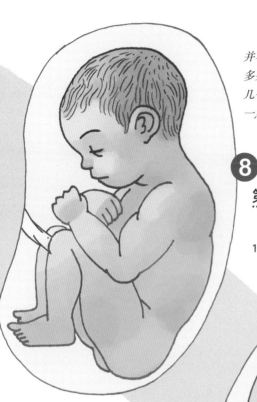

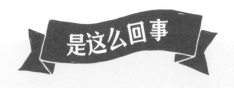

并不是所有孩子都有这么多头发，有些孩子出生时几乎没有头发，或是只有一点点胎毛。

⑧ 第八个月

体重增长迅速，一个月差不多增长1千克；很多器官和内脏发育完毕。

最初的反射

新生儿当然还没来得及学会任何事情，但是他们仍然能做很多事情，这是因为婴儿有与生俱来的反射。

出生仅仅几秒后，新生儿会被放到妈妈的胸口，这时很多事情会同时发生：孩子的脸转向了妈妈的乳房，这被称为觅食反射；轻轻地碰一碰孩子的面颊，他的脸就会转到这个方向，然后用嘴去寻找乳头或是奶嘴，一旦嘴咬到了什么，就会引起吸吮反射；如果有什么被吸进嘴里，吞咽反射就开始了。这是让孩子刚出生就能吃东西（更准确地说是喝东西）的三种反射。

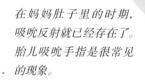

在妈妈肚子里的时期，吸吮反射就已经存在了。胎儿吸吮手指是很常见的现象。

母乳来自特殊的乳腺，乳腺早在怀孕期间（胎儿在肚子里的时候）就已经活跃起来了。

⑨ 第九个月

胎儿转动身体变成头朝下，越来越深入妈妈的盆腔。在这个月的最后（可能会延迟几周），子宫肌肉收缩，这被称为宫缩痛，这时就该去医院产科（医院里负责生孩子的科室）了。

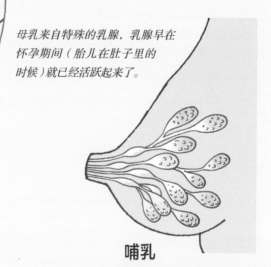

哺乳

有反射的不仅仅是孩子，孩子对乳房的吸吮也会启动妈妈身上的泌乳反射，这是一种能够促使妈妈的乳房分泌乳汁的现象。妈妈和孩子的身体接触加快了母乳的生产以及孩子的觅食反射和吸吮反射。

分娩后最初几天所分泌的母乳含有格外多的蛋白质、营养和抗体，这时的母乳称称为初乳。在孩子自己的免疫系统（见第31页）真正启动之前，初乳给了孩子预防疾病和感染的第一层保护。

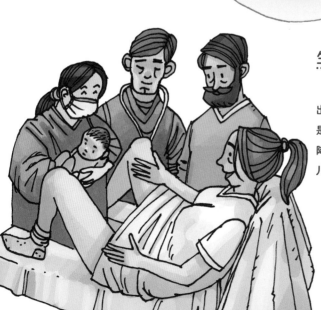

生产

首先，胎膜破裂，羊水流出，这被称为破水。然后，通常是经过好几个小时的努力，婴儿降生了。没错，现在它被称为婴儿了。

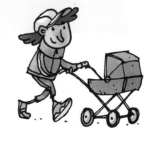

你都长这么大了！

卡琳姑姑或是奥马尔舅舅总是觉得自打上次见面之后你又长大了许多，这并不奇怪，因为你确实长大了很多，如果你是一个孩子的话。童年时期身体所经历的变化是巨大的，现在我们来看看都发生了什么。

我们为什么会生长?

为什么我们人类出生时那么弱小，而其他很多哺乳动物出生后不久就能四处走动？为什么我们要等好几年才能完全成年？

一种解释是，因为我们的头很大。为了能让胎儿的头从母亲体内出来，我们必须在我们还没有发育完全之前出生，而出生后我们还要继续生长。

有些人认为，孩子没有父母（或是其他成年人）就无法生存这一点对我们人类而言是一个加分项，这样我们就必须一起生活、互相照顾。同时，孩子在成长过程中会有足够的时间来学习。因为人类最大的优点是我们的知识和智慧，所以拥有一段较长的学习时期是很理想的。

我们什么时候进行学习?

肌肉、骨骼、神经系统……在我们生命最初的几年里，一切都在生长和发育。伴随着身体各部分的成熟，我们也在学习知识。每个人的身体（以及身体的各个部分）生长发育的速度有快有慢，而我们学习、认知的顺序基本上是一样的。

当你看这条年龄线的时候，月和年并不重要，因为个体间的差异有时非常大。重要的是顺序，明白吗？现在让我们继续。

第一年

几乎从**一出生**开始，我们就能模仿别人的面部表情并微笑。大约一个月后，我们开始可以让脑袋挺直一小会儿，差不多就在这个时候听力也完全发育好了。

2～4个月的时候，我们学会了抬头（当我们趴着的时候），能有意识地抓东西和笑，我们还开始能辨认颜色。

下个阶段，**5～6个月**的时候，我们开始翻身了，从趴着翻身成仰着，再从仰着翻身成趴着；能在别人扶着的情况下坐着；会玩玩具了，因为我们目光的聚焦能力更好了，所以我们喜欢玩一些可以在两手之间倒来倒去的小玩意；我们还学会了站在成年人的腿上，用带吸管的杯子喝水（这两件事最好别同时做）。

最早的牙齿通常在**6～8个月**的时候长出来，一般最先长出的是下颌中间的两颗门牙。

7～10个月的时候，我们开始变得更加独立。我们可以自己坐着，很多人学会了爬（但有一部分人跳过了这个阶段）和站，甚至还能在扶着东西的情况下走上几步。

10～14个月的时候，大部分人学会了走路。

出生后的第一年里，我们的身体长高了大约25厘米，体重大约是出生时的3倍。

这时，20颗乳牙全都长好了。

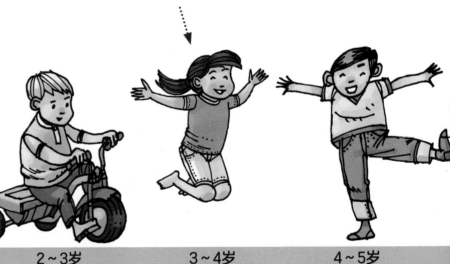

	1～2岁	2～3岁	3～4岁	4～5岁
1～12岁期间，我们学会了：	• 第一次清楚地说出几个字词 • 了解一些身体部位的名称，并能指认它们 • 搭积木，踢球 • 爬到家具上，画线条 • 脱袜子和摘帽子（非常喜欢反反复复这么做） • 用两个词组成一句话："你好，狗狗！"	• 使用"我自己来做"这句话（其实你很少能做到） • 把东西借给别人（但通常立刻就想要回去） • 说有5～6个字的较长的句子 • 使用尿盆 • 一次翻一页书 • 走楼梯，跑步 • 骑带辅助轮的自行车	• 尿尿和便便是世界上最有趣的两个词（千真万确） • 画"头足生物" • 不再用尿不湿，开始使用厕所 • 自己穿衣服 • 扔球 • 双腿并拢跳跃，倒退着走路	• 把搭好的积木拆掉 • 数到10 • 用筷子或刀、叉吃饭 • 单腿站立 • 自己洗澡

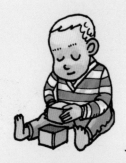

大脑的轨迹

在我们很小的时候，我们学习事物的能力是最强的。是的，你太聪明了，这是因为最开始，我们知道的东西实在是太少了，而学习与记忆紧密相连。

当我们学习一个新的事物时，大脑中不同的神经元之间就建立了新的联系。我们学会的知识每被唤醒一次，神经元间的这种联系就变得更加紧密。也就是说，信号传递变得更加迅速，于是大脑就可以在需要的时候迅速调取出相应的知识。

所以当婴儿指着一盏灯说"灯"的时候，表明正确的联系已经在他的大脑里形成。当父母回答"是的，这是'灯'，你真棒"的时候，这种联系便得到了加强。正因如此，小孩子有时候好像会有点儿啰唆，其实他们是在强化不同脑细胞之间的联系。

没有两个大脑内部的联系方式是完全一样的，我们在测量大脑里的信号如何活动的时候，就能看出这一点。正如第76页表达的意思一样：你的大脑就是你。

孩子很软，骨骼很硬

你有没有注意过，孩子的身体似乎要比成年人更柔软？这并非错觉，儿童的骨骼比成年人含有更多的软骨，软骨比一般的骨头更有弹性。

其原因是骨骼还要继续生长。软骨位于骨骼生长的地方，当骨骼生长完毕，软骨就变成了骨头。当你长高的时候，增长的是软骨的生长区域，比如股骨中的软骨生长区就得到了伸展。

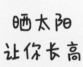
生长区

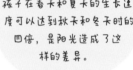
生长区

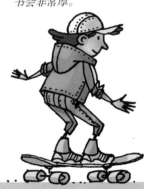

晒太阳让你长高

孩子在春天和夏天的生长速度可以达到秋天和冬天时的四倍，是阳光造成了这样的差异。

我们在这里只是举几个例子，如果要把童年时期学会的所有事情都写出来，这本书会非常厚。

孩子对发生的事情做出反应的速度要比成年人慢，所以为了避免危险，走在路上时记得要牵住弟弟妹妹的手。

跳绳时，神经系统的很多部分都得到了发展，建立了连接。在发育完全之前，孩子运动时通常会有一点儿笨拙。

这时，两个同龄孩子的身高可以差出整整20厘米。

很多人对自己的外貌变得很在意，并开始跟其他人进行比较。

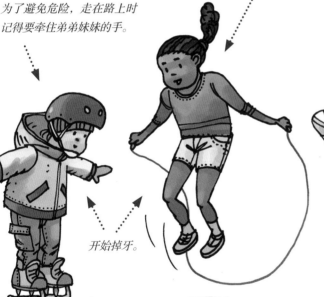

开始掉牙。

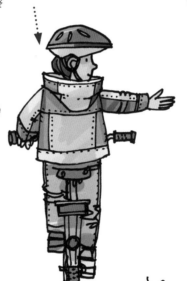

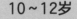

5~6岁	6~7岁	8~9岁	10~12岁	
• 觉得押韵的话很有趣	• 系鞋带	• 父母并不总是对的（什么？！）	• 朋友几乎是世界上最重要的存在	不过，别忘了每个人都是不同的。有些人的身体和大脑可能无法学会任何事情，有些人则是相比一般人而言要花更长的时间。人要长到多大才会明白这不是一场竞赛呢？我希望此刻读着这本书的你已经明白。
• 把长句子说得很准确	• 骑不带辅助轮的自行车	• 规则和正义是很有用、很好的东西	• 同一个人可以既是好人也是坏人，要看具体情况	
• 爱玩扮演医生的游戏	• 单腿跳，跳绳	• 有比小便和大便更有趣的笑话（我对此深表怀疑）	• 能更好地在交通复杂的情况下过马路了，因为大脑和感官学会了更好地理解动作、距离和速度	
• 滑雪和滑冰（不过经常摔跤）	• 扔球，踢球，接球，并且不会被球砸到			
• 会喜别人了	• 游泳			
• 写自己的名字				
• 对拼音、字母很感兴趣				

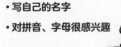

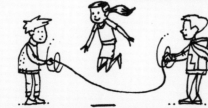

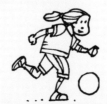

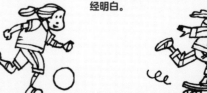

从儿童到成年人

人的发展过程中有一个巨大飞跃的时期，就是儿童的身体转变为成年人的身体那个阶段。孩子的身体原本按着正常的速度生长，突然，嗖的一下，青春期来了！这期间到底发生了什么？

当激素控制了身体的时候

人脑里的垂体（见第 77 页）是一个腺体，它控制着身体制造多种激素。在大约 9 ~ 14 岁这个年龄段，激素的变化很大，脑垂体就是在这时介入来告诉身体的其他部分，一个长达几年的青春期开始了。

描述青春期最简单的方式可能是：在青春期之前，你是一个孩子；在青春期之后，你可以有孩子了。当然，即使在青春期之后，你依然会在很多方面表现得像一个孩子，但是你的身体已经性成熟（你可以做父母了）。

青春期的男孩

男孩进入青春期的第一步是脑垂体向睾丸发出信号：是时候制造睾酮了。这是一种男孩和女孩都有的激素，但是男孩在青春期会制造更多的睾酮。睾酮会让身体发生很多变化，其中一些表现如下（基本上按时间顺序排列）：

1 睾丸生长，阴囊颜色加深。

2 阴茎变大，周围开始长出阴毛。

3 精子形成，很多男孩会发生遗精现象（当他们睡觉时精液从阴茎流出）。

4 腋窝里长出腋毛，手臂和腿上的汗毛变得粗硬，胸口也可能会长毛。

5 汗腺会变得更为活跃——更衣室里经常能闻到汗味。

6 上嘴唇和下巴开始长出胡须。

7 身体长高，肌肉增大。男孩的生长期可以持续到 18 ~ 20 岁。

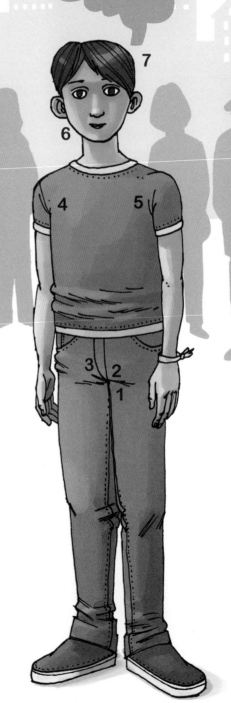

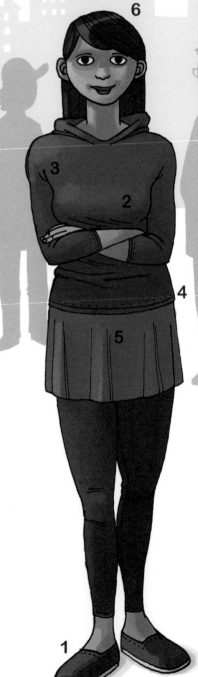

变声

在青春期，身体的很多部位都在生长，包括声带。当孩子变得更高、更强壮的时候，声音也会变得更加低沉，这被称为变声，在男孩身上表现得比女孩更明显。在变声期的孩子往往很难控制声音，音调常常忽高忽低地变来变去。

大脑直到大约25岁才会发育完毕。

粉刺（青春痘）

青春期的一个恼人的问题是：激素（睾酮和雌激素）让皮肤里的皮脂腺制造出比平时更多的皮脂（一种脂肪）。皮脂能保持皮肤柔软光滑，但皮脂过多的话容易堵塞毛孔，这时皮脂腺就会发炎肿大，这被称作粉刺，也叫青春痘或者痤疮。

在毛孔的出口，我们能看到阻塞物，它被称为粉刺，它要么是全白的，要么有一个黑色的小头。黑色的是一种色素，不是脏东西。粉刺基本上跟脏东西没有关系，激素才是罪魁祸首。

对绝大多数人来说，青春期结束后，粉刺就会消失。

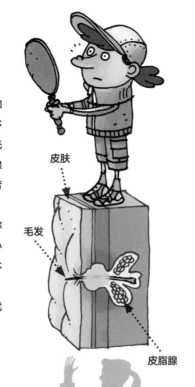

皮肤

毛发

皮脂腺

青春期的女孩

女孩青春期的萌芽是脑垂体向卵巢发出信号：该增加雌激素和黄体酮这两种激素的制造了。男孩也有雌激素，但女孩在青春期产生的雌激素要多得多。以下是青春期里女孩身体发生的情况（基本上按发生的顺序排列）：

1 身高突然迅速增长，双脚也随之变大，很多女孩每年要买好几双新鞋子。

2 乳房开始发育。这件事通常是突然发生的，先是一个乳房生长了一段时间，然后另一个乳房才追赶上来。乳房发育完毕需要的时间可长达五年。

3 阴毛和腋毛开始生长。

4 髋部变得更宽了。

5 出现月经初潮（见右边内容），但这时还没有发生排卵——最多可能还需要一年的时间。

6 绝大多数女孩会在 15 岁左右停止长高，达到成年人的身高，尽管那时青春期可能还没结束。

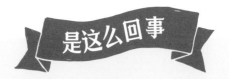

是这么回事

月经

女性大约每个月会来一次月经，这是从阴道里流出来的血。青春期的最初几年，月经来的时间没有什么规律，有时候甚至会相隔好几个月。月经是这样发生的：

1. 卵子成熟，在卵巢里生长。
2. 排卵之后，卵子向子宫移动。
3. 子宫壁上的内膜增厚，如果卵子受精，受精卵将在这里固定下来生长。
4. 如果卵子没有受精，则不再需要这层黏膜，于是它就脱落了，这就形成了月经。

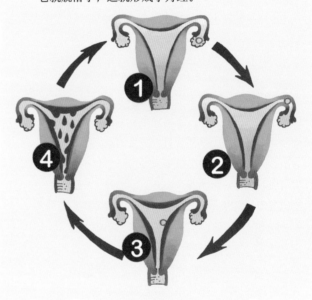

长得像男孩的女孩和长得像女孩的男孩

男孩和女孩的身体里都有睾酮和雌激素，只是每种激素的数量因人而异，所以事实上可以这么说，我们每个人都是男孩和女孩的合体，这一点在青春期尤为明显——同一个人身上的激素数量在不同时期是变化的。不过老实说，真的有必要分得这么清楚吗？我们是人，每一个人都是不同的，每一个人都是特别的，都有自己独特的思考和行为方式，这样很好。我们想成为什么样的人，想要怎样生活，由我们自己决定。

这节没有讲太多成年人身体的内容，你知道这是什么吗？因为青春期发育完毕后，成年人的身体就不会发生太多变化了。接下来，当身体开始变老的时候，情况又会变得有趣起来。翻到下一页看看吧。

长皱纹的年龄

没有什么东西是永恒的，至少人的身体不是，但它可以长久地维持良好的运转。在瑞典，有 1500 多位超过 100 岁的老人，并且这个数字每年都在增长。当身体衰老时，会发生什么事情呢？

我们为什么会变老？

对所有生命形式来说，最重要的是物种的生存和延续，从细菌到蓝鲸都是如此。当我们有了孩子，保护他们长大到足以自己生存以后，根据前面的观点，我们其实已经完成了我们的工作。这种抚育后代的方式也许已经根植于我们的基因之中。

一个细胞大约分裂 50 次后就不再分裂，至少在实验室里是如此。一部分科学家认为，这可能是为了防范癌症（见第 53 页）：一个细胞越老，突变的危险就越大。在这个前提下，对于整个物种来说，减少人们患癌症的风险要比让人们拥有很长的寿命更重要。不过这方面的理论有很多，至今仍然没有人能确切解释我们为什么必须要变老。

动物

不死的动物

有些多细胞动物似乎不会变老，鲨鱼是这样，龙虾和乌龟也是。过了某个年龄之后，它们就不怎么再生长了，但我们也看不出它们的身体状况是否在变差。它们只是继续活着，直到遭遇了某种疾病、灾难或是被别的动物吃掉为止，可是它们从不会因为衰老而死亡。试想一下，如果有人能够准确地解释这是为什么……

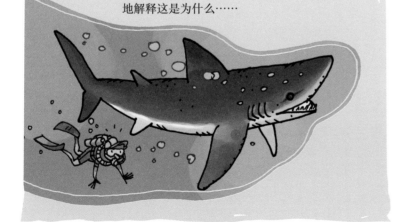

一个衰老的身体

那么当人们衰老以后，身体会发生什么情况呢？这不是一段令人愉快的内容，因为随着年龄的增长，所有的身体部位都不会朝好的方向发展，可能智慧除外。下面我们按照这本书的章节顺序来讲这个问题。

☠ 骨骼

关节变得僵硬，很多老年人会患上骨质疏松症。这是老年人随着年龄的增长而变矮的原因之一，因为他们的脊椎看上去好像变短了（脊椎骨被压缩得越来越紧）。如果老年人摔了跤，他们骨折的风险会更大。

🏋 肌肉

肌肉质量（肌肉的大小）下降，也就是说，人变弱了。

♥ 血液和心脏

血管壁变得又硬又脆，这增加了心脏出问题的风险，可能会导致血压上升；心肌不能再泵出足够多的血，这会导致人变得更加怕冷。

🫁 呼吸和肺

肺无法再从空气中获取像年轻时那么多的氧了，因此人更容易疲劳和气喘。

💧 皮肤、毛发和指甲

胶原（皮肤中的蛋白质纤维）变硬，这使得皮肤变皱，不再光滑；头发变成了灰色或是白色，因为身体不再制造那么多的色素（见第 47 页）。

🔬 细胞和基因

细胞修复和更新的频率降低；它们工作起来也更缓慢，效率更低了。

🍽 食物的旅程

胃里的黏膜不能再很好地保护身体不受胃酸的伤害；要想把膀胱完全排空也变得很难，每次小便完都会残留一部分在膀胱里，因此老年人解小便的频率也更高。

🧠 大脑和感官

很多老年人变得很健忘，学习新事物也要花更长的时间；褪黑素（见第 77 页）的分泌减少了，所以睡眠时间变短，睡眠质量变差；眼睛的晶状体变得混浊，需要用强烈的光才能看清东西；很多老年人变得难以听到高音和周围的噪声；味蕾变得不如以前敏感，所以很多老年人的胃口不太好；平衡感也变差了。

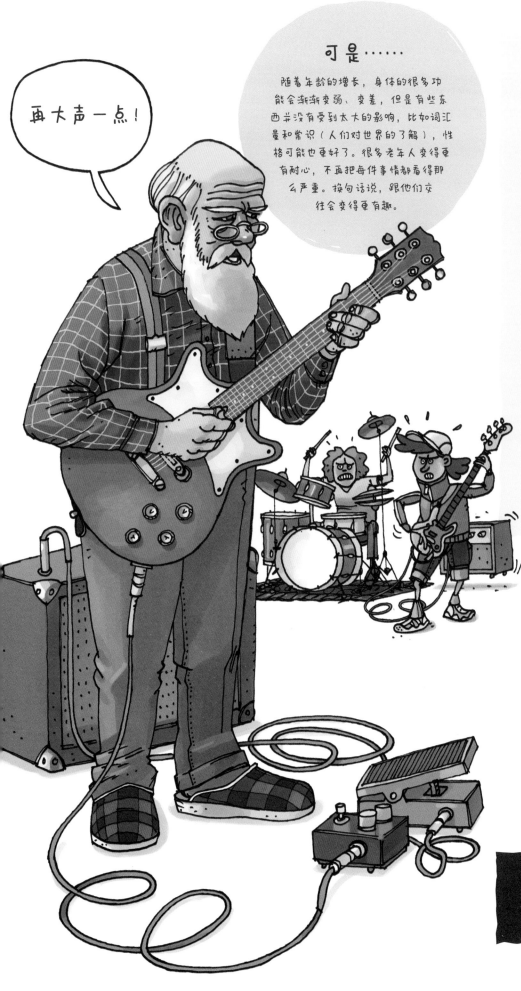

再大声一点！

可是……

随着年龄的增长，身体的很多功能会渐渐变弱、变差，但是有些东西并没有受到太大的影响，比如词汇量和常识（人们对世界的了解），性格可能也更好了。很多老年人变得更有耐心，不再把每件事情都看得那么严重。换句话说，跟他们交往会变得更有趣。

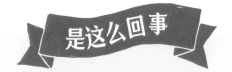

怎样成为一个健康、有活力的老人？

我们从小到大的生活习惯会影响我们年老时的健康状况，所以如果你能做到……

- 吃营养丰富的食物
- 多运动，这样才能保持好的身材
- 保持愉悦的心情
- 别给自己太多压力，别让自己那么忙
- 尽量避免香烟、酒精，拒绝毒品
- 保持愉悦的心情
- 通过读书让大脑保持良好的状态（好吧，我知道我爱唠叨），对世界上的一切保持好奇心
- 找到益友，并保持和他们的友谊（随着年龄的增长，这将对你的健康有很大的影响）
- 保持愉悦的心情

　　做到这些就能增加你日后成为一个健康、有活力的老人的概率。就算这些方法不奏效，至少这段时间里，你会过得很开心。

在坟墓里

　　我们死后，我们的细胞会被破坏，所有曾经构建起我们身体的东西会被分解成微粒，被分解到不能再分解为止，最终我们成了原子。相同的原子曾经构建起最初人类的身体，因为原子是不会被毁坏的。

　　有人发现，我们每个人身上至少有一两个原子曾经出现在耶稣、古斯塔夫·瓦萨或其他某个历史人物身上。这也就意味着，你身体里的某个原子在未来会存在于一个世界闻名的艺术家、一个诺贝尔奖得主或是一个跳高世界纪录保持者的细胞里。还不赖吧，是不是？

人类的身体在未来会是什么样子？当然，这没人知道。不过，我们可以来猜一猜，下一页我们就来做这件事。

未来的身体

这是100年后的某一天。这里的人看起来似乎跟我们一样，对吧？
然而并不是这样，他们的实际年龄比看起来要老得多。

建造一个人体很难，但100年后，我们离成功更近了。你在图中看到的所有这些人中，只有少数人完整地保留了他们最初的身体（而他们中大部分是孩子），但我们是看不出来的。也就是说，人们可以在**人类工厂**里培育出人体的各个部位，包括骨骼、肌肉、神经等人体中所有的一切。不仅如此，你还记得吗？肝脏是一个其部分被切除后能够重新长出来的器官（见第61页）。100年后，我们也可以在身体里培养其他器官。至于器官移植，只有在紧急情况下才需要这么做。

当癌症的很多谜团解开后，细胞分裂引起的问题（见第53页）也将大大减少，这使得细胞在死亡之前能够分裂更多次，这就意味着人们可以活得更长久，同时也很健康。

但这并不意味着100年后所有的疾病都会灭绝。细菌和病毒还会突变（见第53页），而且会不断地以新的形式出现，即使是最新的药物对它们也不起作用。科学家与疾病之间的赛跑永远都躲不掉，所以医院还会存在，不过它们已经改叫**健康院**了。

身体增强器会很普遍。它就像一副外骨骼（见第11页），人们套在身上后，身体仿佛变成了挖掘机或起重机。身体增强器最初只是一种玩具，后来变成了人们在工作中使用的工具，而这种装置现在也可以被植入体内。甚至连大脑也会从所谓的**"体外思想装置"**中获得帮助。这种装置可作为大脑的延展存储设备，里面囊括了全世界所有的知识。因此有很多人担心机器人会接管这个世界（说不定100年后它们已经接管了），确定科技的界限在哪里的确不是一件易事。

很多人使用鼻窦（见第39页）来存放这种"辅助大脑"。也许会很方便，但他们唱歌的声音可就没以前那么低沉有力了。

几百万年前，人类已经有了一种让身体善于用脂肪的形式储存能量的基因。面对缺少食物的寒冷冬天，这是一种很好的能力。时至今日，这种能力却可能引发所谓的"富贵病"：人变得越来越胖，于是患上了糖尿病、脊椎病……总之，会出现各种各样的问题。这都是因为我们的奖赏系统（见第79页）让我们过于享受脂肪和糖了。

100年后，这个问题会改善很多。因为有关食品成分的规定会更严格，环境问题也将迫使我们改变饮食习惯，改为从低脂肪的**昆虫**那里获取蛋白质，从**藻类**和**浮游生物**那里获取慢速碳水化合物（见第65页），这样也有助于环境保护。

那个时候，身体的外观是怎样的？几乎跟现在一样。对进化（见第42页）来说，100年太短了，还来不及完成太多变化。

我们的身高会更高，因为我们吃的食物更好了，几乎所有成年人的身高都超过了1.9米。如果你仔细看这张图，可以看到大部分人的身体都是由各个年龄段的部位组合而成的：左腿是72岁，而右腿刚刚进入青春期（见第86页）；脖子上的皮肤有皱纹，而背上的皮肤（经历了炙热的夏天之后可以再植）则光滑如纸。

你能在图里找到你自己吗？给你一个线索：你已经超过100岁了，但看起来要年轻得多——除了耳朵之外。

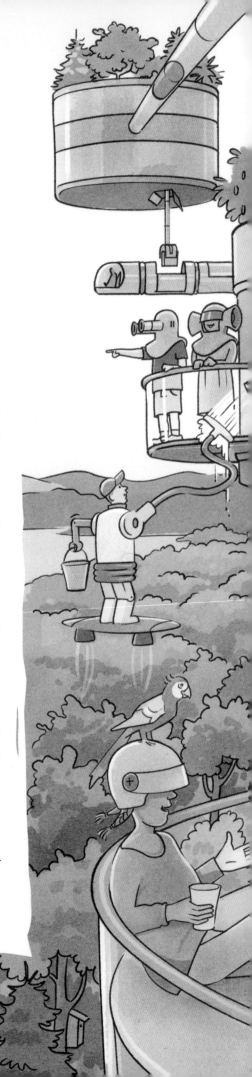

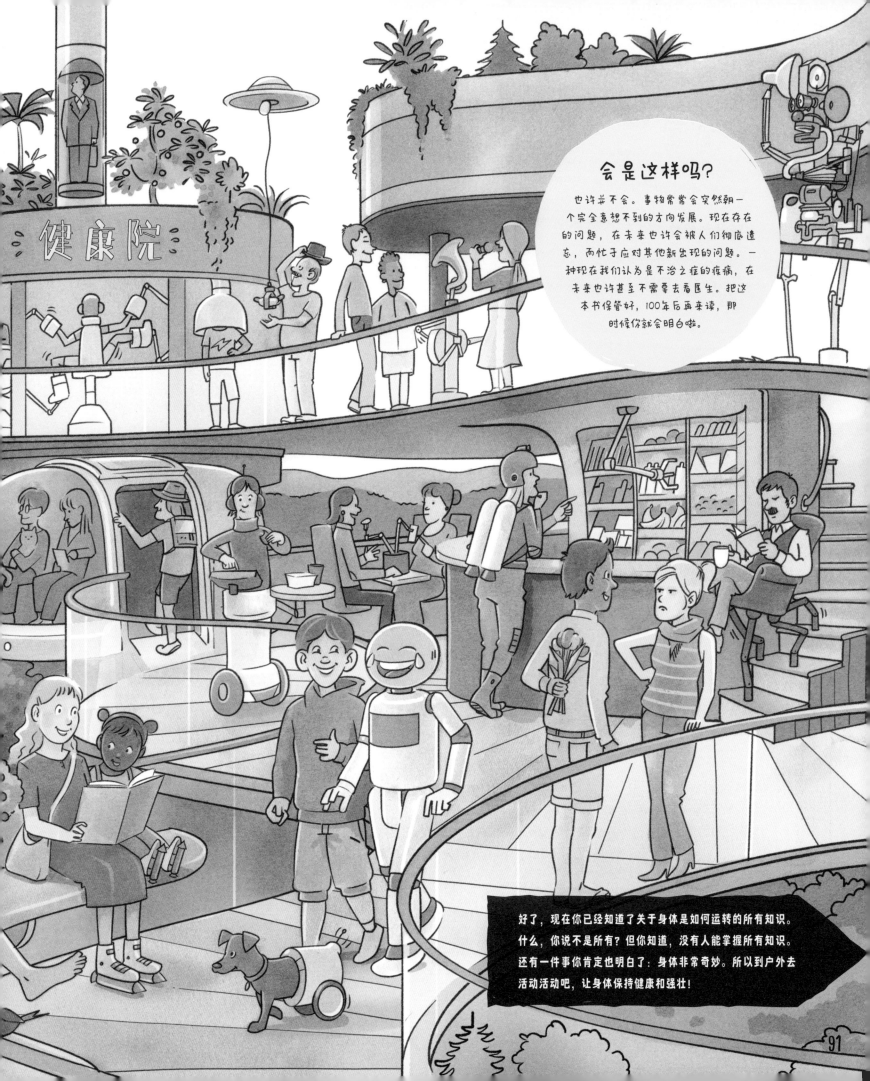

会是这样吗?

也许并不会。事物常常会突然朝一个完全意想不到的方向发展。现在存在的问题,在未来也许会被人们彻底遗忘,而忙于应对其他新出现的问题。一种现在我们认为是不治之症的疾病,在未来也许甚至不需要去看医生。把这本书保管好,100年后再来读,那时候你就会明白啦。

健康院

好了,现在你已经知道了关于身体是如何运转的所有知识。什么,你说不是所有?但你知道,没有人能掌握所有知识。还有一件事你肯定也明白了:身体非常奇妙。所以到户外去活动活动吧,让身体保持健康和强壮!

对身体有益的事

运动的好处

当然，现在你肯定很清楚运动对身体有好处，否则就说明你没有认真读这本书。除了强壮的肌肉和更好的体力，你究竟还能得到什么好处？下面是几个例子：

● 你的免疫力提高了，生病的风险降低。

● 睡眠质量提高，这使得你白天更有精神。

● 你的注意力持续的时间更长了，你越容易集中注意力，你学习新事物就越容易。

● 你的关节和肌腱变得更强健、更稳固。

● 经常运动的儿童成年后也会相对更健康，运动的这种影响可以持续很长一段时间。

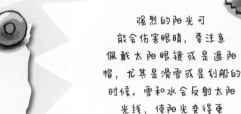

强烈的阳光可能会伤害眼睛，要注意佩戴太阳眼镜或是遮阳帽，尤其是滑雪或是划船的时候。雪和水会反射太阳光线，使阳光变得更加强烈。

绝大多数动物可以在自己体内制造维生素C，遗憾的是人类不能。因此我们必须通过食物和饮品来补充维生素（见第57页）。

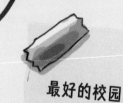

耳朵也需要保护。当你靠近噪声强烈的机器时，请使用耳罩；听音乐时，为了避免音乐过大对听力造成损伤，请使用耳塞。我们怎么知道耳朵什么时候需要额外的保护？如果我们都没法像平常一样交谈，那就说明周围的有害声音太大了。

当一块肌肉放松的时候，身体会吸收钙，这也会消耗能量（见第37页）。所以身体既需要能量来绷紧肌肉，也需要能量来使肌肉放松。

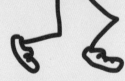

哪些孩子运动得最多？是那些他们的家长就很活跃的孩子。一起去户外运动吧！

最好的校园

一座校园应该建成什么样子，才能吸引学生尽可能多地参与运动？它应该有平坦的场地来让大家进行球类运动和田径项目，最好也有攀爬架、秋千等设施。

据研究，学校里要拥有和自然相近的环境似乎更为重要。草地和灌木丛、小山包和小山谷、大块的石头和丰富的捉迷藏地点，再来几棵可以爬的树和几根锻炼平衡性的原木，这样的环境更能激发出身体的想象力，让我们感觉犹如在野外锻炼。

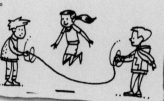

← 准备一双好鞋!

如果你穿着一双质量很差的鞋走（或者跑）很久，你的脚后跟会很疼，这叫作跟骨骨刺，疼痛的部位在跟骨的附着组织。这不是什么大问题，但会给我们带来很多困扰，而且可能要花很长时间才能痊愈。

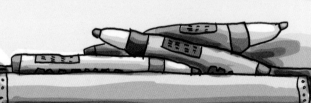

一顿美餐

一顿美餐不仅能给身体补充营养，还能带来片刻的宁静、愉悦和休息，而且最好是跟朋友和家人一起吃。人们总是聚集在食物周围。聚在一起吃饭是一个很自然的机会，可以让大家聊聊最近发生的事或将要发生的事，加强彼此之间的联系，一起欢笑，一起度过美好的时光。一个吃饱喝足、心情愉悦的人，身体和精神上的感觉都会很好。正如这一节的主题，美餐也是对身体大有益处的。

为了培养健康的进餐习惯，请注意下面几点：

● 不要快速、匆忙地吃东西。在不着急的情况下吃东西，能让身体更好地吸收营养。你还可以有时间去感受自己是不是刚好饱了，这样你就不会吃得过多（或者过少，当你格外赶时间的时候）。

● 不要同时做其他事情。别玩手机和平板电脑，专心听跟你一起吃饭的人在说什么。

● 利用咀嚼的间歇来说话和倾听。这样你吃饭的速度就会不快也不慢，同时你还会感到愉悦。

● 坐在餐桌旁吃饭。坐在餐桌旁这个动作会释放出明确的信号：你现在应该做的事情是吃饭。

● 吃完之后别立刻离开餐桌。再坐上几分钟，让胃能够在比较安稳的状态下，有点时间处理食物。

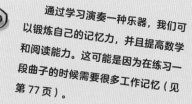

通过学习演奏一种乐器，我们可以锻炼自己的记忆力，并且提高数学和阅读能力。这可能是因为在练习一段曲子的时候需要很多工作记忆（见第 77 页）。

用一条腿站立，然后闭上眼睛，怎么样，要保持平衡有点难吧？视觉对于平衡来说很重要，因此视力开始变差的老年人，特别要锻炼一下自己的平衡感。

注意！这里有非常重要的电话号码！

**当发生意外事故或急危重症时，
请拨打医疗专用急救电话：**

120

**当你有什么心事或者困扰时，
请大胆向成年人求助，
比如父母长辈、老师或者专业的心理咨询师。**

**当你认为情况可能威胁到自身安全时，
请冷静拨打报警电话：**

→ # 110 **←**

你的身体你做主！

你可以决定谁能触摸你的身体，以及用什么方式触摸你的身体。如果有什么事让你觉得不舒服，那它就是不好的。这时你要说"住手""停止"，然后把发生的事情告诉你信赖的大人。这一点一定要记得。

如果有人试图威胁、贿赂或恐吓你，让你事后别说出去，你就可以更加确定他做了错事，因为他知道如果你把这件事告诉别人他就完了。他确实有麻烦了，所以你不要听他的。

你要记住，发生这种事不是你的错。你有权利决定自己的身体，永远如此。

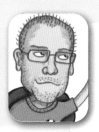

出售新建造的身体！

买来后没用过，因为跟我买之前想的不一样。

有意者请联系马茨·文布拉德

住手，这是我的身体！

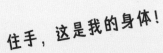

让我们站出来！

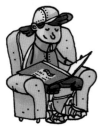

索引

跟上，还没结束呢……

95

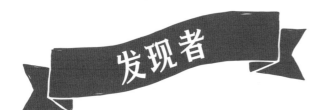

发现者

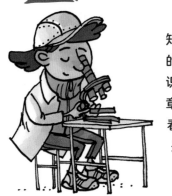

我们是如何获得种种关于人体的知识的？还有哪些知识是我们不知道的？科学到底是怎么回事？以前的认识和现在一样吗？在这篇格外长的文章里，我们要来讲几个重大的发现，看看这些发现是怎么获得的，以及这些发现背后的人和事。

解剖学

解剖学这个词来自希腊语的"anatemno"一词，它的意思是"切开"。解剖学正是从这里开始的：人们将身体——主要是出了问题的身体——切开。但后来解剖学有了更丰富的意义。

解剖学是关于有机体（比如人体）构造的科学。早期著名的解剖学家——盖伦，他既是医生，也是哲学家。他生活在公元3世纪，写了很多关于人体构造的书。这些书里的内容在1400多年的时间里都被视为真理，不过其实很多都是不正确的。

安德烈亚斯·维萨留斯于1533年开始学习医学，他上的医学院课程包含了学习人体内部的知识。这门课上课时的情形就是：由一位助手切开一具尸体，而教授则坐在旁边的一张高脚椅上读古老文献上用拉丁语写的人体描述——那些书通常是盖伦写的。

维萨留斯抗议说，教授读的内容完全不符合大家在尸体中看到的。这时教授说，盖伦是不会错的，一定是因为他们拿到的是一具不好的尸体（他们使用的尸体通常是被处死的罪犯的尸体，谁知道这些人的身体内部会有多糟糕）。

维萨留斯想要学到真实的知识，他转而去了城里的屠夫那儿，研究他们的工作。后来他在军队里得到了一份工作，负责简单处理伤员的外伤。那个时候的医生们都认为自己很高贵，怎么可以去干切割身体的活儿（就是今天外科医生的工作），所以外伤处理人员通常是理发师或屠夫，他们主要负责截掉士兵们受伤的胳膊或腿，以及给伤口缠上纱布。

维萨留斯从战场回来以后，开始自己教课，给学生们演示解剖（切割尸体）。有时候人的尸体不够用，他就用动物的尸体。这时，他开始明白盖伦的书里为什么会有那么多的错误。

在盖伦生活的时代，法律是禁止解剖人体的。所以他不得不采用猪和其他动物，然后假设它们的身体跟人体是一样的。大致上确实差不多，但并不完全一样。

血液循环

盖伦认为，血液是在肝脏里形成的，然后携带着有用的物质，通过静脉去往其他所有器官。其中一部分血液经过心脏时，跟心脏从肺里抽来的空气结合（盖伦认为这就是心脏跳动的原因，它泵的是空气而不是血液），这部分结合了空气的血液就在动脉里来来回回地流动。

你当然知道这是完全错误的，但在当时没有人反对盖伦的说法。不过有几个人其实提出了不同的见解。13世纪时，一位叫伊本·纳菲斯的阿拉伯医生说，血液与空气是在肺泡结合的，而不是在心脏。

直到17世纪才第一次有人解释了血液循环到底是怎样进行的，这个人是威廉·哈维。他注意到，如果我们把一把刀插入一头死去的、心脏已经停止跳动的公牛身上，它流的血要远比把刀插入一头活着的公牛流的血少。所以，哈维认为应该是心脏将血液泵往全身各处的。

他开始用动物的心脏做实验，他发现心脏瓣膜让血液只能往一个方向流动。于是他测量了一个人的左心室可以容纳多少血液，然后借助心跳次数，计算出每昼夜有多少血液被送到身体各处。而按照盖伦所写的，所有这些血液都是在肝脏里形成的，然后它们被其他器官吸收并消失。哈维立刻明白这是不可能的，完成一个周期循环，一定是同样的血液。

哈维所不能解释的是，动脉和静脉是怎样连在一起的——毛细血管是后来才被发现的。他也不明白氧化作用是怎么回事，因为那时候氧气也还没有被发现。不过对于血液循环的问题，他已经向前迈进了一步。

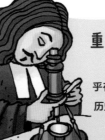

重要的发明

我们无法确定是谁发明了显微镜，有很多人几乎在同一时期开始用镜片做实验。不过显微镜是历史上最重要的发明之一，这一点是肯定的。

17世纪60年代初，马尔切洛·马尔比基就是凭借一台结构简单的显微镜，第一次看见了毛细血管——这下我们就能解释血液是怎样在动脉和静脉之间流动的了。现在，不会再有人说盖伦的理论是正确的了。

而安东尼·范·列文虎克于17世纪末成功地发明了拥有强大放大功能的显微镜，他由此看到了毛细血管里的血液流动、精子以及细菌。

另一个伟大的发明是X射线（伦琴射线）装置。威廉·康拉德·伦琴于1895年发现了X射线（不过当时它还不叫这个名字）。如果我们向人体放射X射线，这些射线会穿透皮肤和肌肉，但是大部分会被骨组织挡住。当我们在另一侧用一张照相底片捕捉射线时，那些密度较高的材质，比如骨头，就会在底片上形成阴影。从此，我们不用切开皮肤就能看到人体内部的样子了！

疾病

长久以来，人们认为疾病是由恶魔或是某个想要惩罚我们的神引起的。不过在2000～3000年前时的古希腊，出现了一种更为现代的观点。人们开始明白，生病的原因不是在我们身体内部，就是在我们生活的环境中。

希波克拉底是一位著名的哲学家兼医生，他是最早明白神明、恶魔与疾病（包括心理疾病）无关的人之一。希波克拉底还非常明智地指出，医生必须了解病人的日常生活以及之前的患病史，这有助于治疗患者。他说的其他的话则比较荒唐，但因为人们觉得古希腊人懂得一切，所以在相当长的一段时间里大家都对他的话深信不疑。

此刻最好的解释

要嘲笑那些现在看来是错误的观点是很容易的，但科学就是这样发展的。理论总是在不断地推陈出新，新理论总是能更好地解释这个世界。有时候科学会发生非常大的飞跃，会完全改变我们对一个事物的看法，但通常新理论只是在边缘对旧理论稍稍做出改进。所有的科学家都知道这一点：一种理论无论多么充满智慧，它都永远不会是终极版，它只是此刻我们所知道的最好的解释。

实验和磨难

弗雷德里克·班廷和**约翰·麦克劳德**在1921年做了一个杰出的实验。他们已经知道糖尿病是因为胰腺制造的一种酶（当时还没有命名为胰岛素）数量过少导致的，于是他们决定，尝试自己制造这种酶！

他们切除了一条狗身上的胰腺，这条狗就得了糖尿病。然后他们掐住另一条狗的胰管使它的胰腺萎缩，然后将其切掉，捣碎后跟一种盐溶液混合在一起，接着将制得的溶液注入之前那条狗体内，结果它的糖尿病立刻就痊愈了。

如今我们当然会同情那两条狗，但有时候使用动物做实验是必要的。不过，我们应该尽可能地去使用。我们必须证明将要进行的实验很重要，不用动物不行，这样才能获得允许。

有些科学家会拿自己当实验对象，其中一位是**巴里·马歇尔**。他与**罗宾·沃伦**共同进行的一项研究表明，胃溃疡是由一种细菌导致的。没有人相信他们，因为在20世纪80年代初，人们普遍认为胃溃疡的罪魁祸首是压力。

他们无法用小白鼠来进行实验，因为这种细菌只侵犯灵长类动物（比如人类）。于是，马歇尔自己喝了一碗他加入了胃溃疡病人体内细菌的肉汤。

马歇尔得了早期胃溃疡，然后用抗生素（见右侧内容）治好了自己。由此他和沃伦证实了胃溃疡是由细菌而不是压力引起的。

拯救了数百万人的一个疏忽

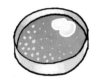

19世纪中叶，人们已知道细菌会导致疾病，一位名叫路易斯·巴斯德的科学家成功地将某些疾病与特定的细菌联系了起来。可是我们怎样才能摆脱这微小的细菌呢？

亚历山大·弗莱明是一名医生，他对细菌有很强的兴趣。他培养了金黄色葡萄球菌，想要对它们进行研究，但是却在去度假前忘了将它们清理干净。那是在1928年，一场度假旅行得花不少时间，所以当弗莱明回到家的时候，他培养的细菌已经发生了霉变。

这种时候绝大多数人肯定会把那些细菌扔掉，再培养新的，但弗莱明可是一位科学家——他充满好奇地对霉变的细菌做了仔细的研究。他发现在霉菌周围没有细菌的存在，显然，这种霉菌中的某种物质（这种物质后来被称为青霉素）能把细菌杀死。

弗莱明一直没能成功将这种物质大量地分离出来，于是，他的这个发现被人遗忘在了脑后。

几年后，恩斯特·钱恩和霍华德·弗洛里试图寻找能够杀死细菌的物质时，偶然读到了弗莱明写的论文，便将他的工作继续了下去。1945年，青霉素被大量地制造出来，在疾病治疗中发挥了巨大的作用。

青霉素是一类叫作抗生素的药物中的一种。像肺炎和败血症这些在一百年前得了基本上就会死的疾病，现在已经可以用抗生素轻松地治愈。但其实没这么简单，细菌不断地在改变，新的抗生素必须不断地被发明出来。如果我们在不必要的情况下使用抗生素，也会导致新型细菌的出现，而原来的抗生素无法对付这些新型细菌（它们被叫作多重耐药菌）。这一点弗莱明是知道的，并且他在1945年获得诺贝尔奖的时候就对大家做出了警告。

遗传病

疾病是会传染的，这个人们很早就知道了，但它们究竟是怎样传染的一直是一个谜，直到人们发现了细菌。同样，人们对有些疾病为什么会遗传也知之甚少，直到1865年格雷戈·孟德尔出了一本书。

孟德尔是一座修道院的院长，他在修道院的院子里做实验，对各种豌豆进行杂交。很快他就发现了几个重要的现象，并且它们在人类身上也是符合的，比如我们从我们的父母身上获得了双份的遗传基因。

假设一种疾病是因为遗传基因a引起的，而另一种遗传基因A是无害的。我们从妈妈和爸爸那里各得到一个基因，也就是各一个字母，其中一个遗传基因是起主导作用的，它决定着你会不会得病（起主导作用的基因一般用大写字母表示）。如果你的基因组合里有一个A，那么你就不会得病，只有aa的组合才是危险的。如果你的基因组合是Aa，就意味着你自己虽然没有得病，但可能会把这种病遗传给下一代。

现在我们假设一位妈妈有这种病，也就是说她的基因组合是aa，爸爸是健康的，也就是说他从自己的爸爸妈妈那里得到了AA的基因组合。

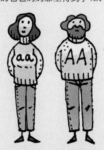

他们的孩子将会得到以下基因组合中的一种：

aA	aA
Aa	Aa

所有的孩子都是健康的，因为他们都拥有起主导作用的基因A，但是所有的孩子也都携带着致病的基因。

如果其中一个孩子此后跟一个带着相同基因（Aa）的健康人有了孩子，那么他们的孩子可能会得到以下基因组合中的一种：

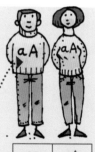

aa	aA
Aa	AA

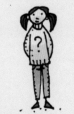

请注意第一个框。即使父母双方都是健康的，但平均每四个孩子中有一个会得这种病。所以遗传病可以是隔代遗传。

现在我们所知道的关于遗传和遗传学方面的知识要比格雷戈·孟德尔曾经梦想的多得多，但是他发现的定律至今仍然有效。

复合型科学

人体无时无刻不受到我们周围一切事物的影响，所以来自各个学科的发现都会启发我们对身体新的认识。

一个例子是，18 世纪 70 年代初，氧气是由一位叫卡尔·威尔海姆·舍勒的瑞典药师，以及一位叫约瑟夫·普里斯特利的英国化学家几乎同时独立发现的。有意思的是，这两个人原本都是在寻找一种叫作燃素的物质。物体只能在空气中燃烧，因此人们认为空气中肯定存在一种特殊的能燃烧的物质。燃素并不真的存在，但舍勒和普里斯特利在寻找燃素的过程中偶然发现了氧气。

这样一来，人们就可以解释我们通过呼吸到底吸入了什么东西，以及我们为什么会有肺。于是，人们很快就明白了，血液最重要的任务之一是运送氧。肌肉缺氧会产生乳酸，**奥托·迈尔霍夫**成功地解释了这一点，并因此获得了 1922 年的诺贝尔奖。

旺加里·马塔伊于 2004 年获得了诺贝尔奖，她的工作也与氧气有关，不过是另一种形式。马塔伊在肯尼亚自然环境遭到破坏的地区积极组织植树活动，以改善裸露土壤遭雨水侵蚀流失的状况，这些树木也能为穷人们提供柴火和木材。但是，树还有别的作用：制造氧气。为了有足够氧气来呼吸，我们也需要树。这下，我们差不多把整个"氧气科学界"了解了一遍。

什么，你还不知道?

有些事情似乎是显而易见的，所以我们才会觉得奇怪，怎么直到最近我们才有了确切的解释，比如香气和嗅觉感官的关系。我们是如何认出并记下那么多种（至少有10000种）不同的香气的，长期以来一直是一个谜。而**琳达·巴克**和**理查德·阿克塞尔**发现，我们身上有一个由大约 1000 种基因组成的基因组，它们在鼻黏膜上建立了数量相当的气味接收器，每个接收器能识别出几种不同的气味。巴克和阿克塞尔因为他们的工作发现获得了 2004 年的诺贝尔奖。

另一个古老的谜团是方位感官。我们是怎样知道我们的位置的？是什么让我们能够再次找到只去过一次的地方？

约翰·奥基夫于 20 世纪 70 年代发现，每当我们来到某个地方时，大脑海马体内各处的各种神经元就会很活跃，最后，这些活跃的位置会在我们的大脑里形成一张地图。30 多年后，**梅－布里特·莫泽**和**爱德华·莫泽**（是的，他们是夫妻）发现了大脑里的一种特殊的神经元。这些神经元构建了一个网格系统，类似于地图上的经纬线。所以我们可以说，奥基夫发现了位置细胞，莫泽夫妇发现了网格细胞。这两种细胞一起工作，就像我们大脑里的一台小型定位导航仪，让我们能找到各种地方，并判断它们之间的距离，很不错吧？

你可能已经注意到了， 如今的很多研究都关注于一些非常小的细节，当然它们可能非常重要。现在已经不太会发生当年哈维重新解释血液循环那样打破整个体系的事情，这样很好，因为这意味着我们已经知道了很多事情——虽然我们还不知道全部。可以肯定的是，我们永远也不可能知道所有事情。（唉！）

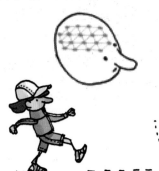

全部都很重要

你知道，关于身体的所有重要发现不可能在这几页的篇幅里全部讲完。很多人肯定认为，**卡尔·兰德斯坦纳**应该有一席之地，毕竟是他发现了不同的血型；还有詹姆斯·林德，他第一个证明了败血症（有趣的名字，可怕的疾病）可以用维生素治好；还有制造了第一支天花疫苗的爱德华·詹纳；还有那些为解释人类的基因组是如何形成而添砖加瓦的科学家；还有……唉，不行呀，你很清楚，把所有人都介绍一遍是不可能的，那我得再写一本书了。

女性都去哪儿了?

你注意到了没有，这几页上介绍了多少位男士？女性科学家去哪儿了呢？是这样的，前面提到的男士绝大多数生活在很久以前，那时的人们认为女性不适宜从事科学工作（好在现在情况已经改变了）。这是什么疯狂的想法！试想一下，如果我们曾好好利用历史上所有充满智慧的头脑，而不是仅仅用了其中的一半，我们在认知方面会取得多少成就！

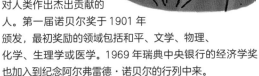

诺贝尔奖

阿尔弗雷德·诺贝尔发明了炸药，并因此变得非常富有，他决定在自己死后，每年在几个固定的领域颁发奖金，以表彰对人类作出杰出贡献的人。第一届诺贝尔奖于 1901 年颁发，最初奖励的领域包括和平、文学、物理、化学、生理学或医学。1969 年瑞典中央银行的经济学奖也加入纪念阿尔弗雷德·诺贝尔的行列中来。

这几页上得到过诺贝尔奖的先驱的名字都是用黑体标出的（你可能已经注意到了）。而其他人呢，他们为什么没有得到诺贝尔奖？别忘了，诺贝尔奖是从 1901 年才开始颁发的。

诺贝尔奖是一位科学家所能获得的最高奖项。如今不少女性获得了这个奖，尽管得奖者更多的还是男性。有朝一日你接受这个奖的时候，获奖的男性和女性肯定已经一样多了，不然的话就太糟糕了。

未来的你将会因为什么而得奖呢？在人体方面，你想回答哪些重大的科学问题？

还有不少问题我们仍然没能真正弄明白，比如我们为什么会做梦，为什么有些人是左撇子，为什么有时候我们在入睡前身体会突然抽搐一下……不过，也许你更希望投身纯医学的领域……

几百年的时间里，我们一直在寻找某种叫"万能药"的东西，来治愈所有的疾病。如果你能成功制造出这种药，那我保证你能得到诺贝尔奖。

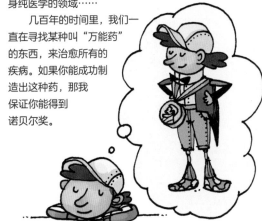